中医基础理论学用速记

主编 崔姗姗

河南科学技术出版社

· 郑州 ·

图书在版编目（CIP）数据

中医基础理论学用速记 / 崔姗姗主编. — 郑州：河南科学技术出版社，2017.12（2024.8重印）
ISBN 978-7-5349-9025-0

Ⅰ.①中… Ⅱ.①崔… Ⅲ.①中医医学基础 Ⅳ.①R22

中国版本图书馆CIP数据核字（2017）第257272号

出版发行：河南科学技术出版社
　　　　　地址：郑州市郑东新区祥盛街27号　　邮编：450016
　　　　　电话：（0371）65788613　65788629
　　　　　网址：www.hnstp.cn
责任编辑：邓　为
责任校对：董静云
封面设计：中文天地
责任印制：朱　飞
印　　刷：永清县晔盛亚胶印有限公司
经　　销：全国新华书店
幅面尺寸：130 mm × 185 mm　　印张：9.375　　字数：155千字
版　　次：2017年12月第1版　　2024年8月第3次印刷
定　　价：68.00元

如发现印、装质量问题，影响阅读，请与出版社联系并调换。

本书编写人员名单

主　编　崔姗姗

副主编　李艳坤　孙永红

目 录
CONTENTS

绪 论

【知识要览】

一、中医学及中医学的学科属性

以自然科学为主体、多学科知识相交融的医学科学。

1. 中医学：中医学是以中医药理论与实践经验为主体，研究人类生命活动中健康与疾病转化的规律及其预防、诊断、治疗、康复和保健的综合性科学。

2. 中医学的学科属性：以自然科学为主体、多学科知识相交融的科学知识体系。

二、中医学理论体系的形成与发展

（一）形成：战国至两汉时期；"四大经典"《黄帝内经》《难经》《伤寒杂病论》《神农本草经》问世。

（二）发展：以年代为序，熟悉主要医家及其著作与贡献。

1.魏晋隋唐时期（丰富系统化）：

（1）西晋·王叔和著《脉经》，第一部脉学专著。

（2）晋·皇甫谧著《针灸甲乙经》，最早的针灸学专著。

（3）隋·巢元方著《诸病源候论》，第一部病因病机证候学专著。

（4）唐·孙思邈著《千金要方》和《千金翼方》，合称《千金方》，第一部医学百科全书。

2.宋金元时期（学派涌现，百家争鸣）：

（1）南宋·陈言著《三因极一病证方论》，简称《三因方》，提出病因的三因学说。

（2）金元四大家：刘完素以火热立论——寒凉派；张从正力主攻邪——攻邪派；李东垣倡脾胃理论——补土派；朱震亨提出"阳常有余，阴常不足"——滋阴派。

3.明清时期（深化发展，综合集成）：

（1）命门学说的发展：明·张介宾、明·赵献可强调肾在养生防病中的重要意义。

（2）温病学说的形成：明·吴有性著《温疫论》指出温疫病的病因为"戾气"。清·叶天士著《温热论》，创卫气营血辨证理论。清·薛雪著《湿热条辨》，擅长治疗湿热病。清·吴瑭著《温病条辨》，创立了三焦辨证理论。

（3）各类医学书籍的问世：明·李时珍著《本草纲目》，为享誉中外的中药学巨著。明·王肯堂著《证治准绳》，为中医学临床医学丛书。清·陈梦雷等著《古今图书集成医部全录》，为著名中医学类书。清·吴谦等著《医宗金鉴》，这部综合性中医医书，为太医院的中医学教科书。清·王清任著《医林改错》，并发展瘀血理论。

4. 近代与现代（中西汇通，中西结合）：

（1）近代：中西汇通学派，以唐宗海、朱沛文、恽铁樵、张锡纯为代表。张锡纯著《医学衷中参西录》，是中西汇通派的代表杰作。

（2）现代（新中国成立后）：坚持中西医并重与互补，大力发展中医药教育。坚持预防为主。中医药走向世界。2016 年 12 月 25 日《中华人民共和国中医药法》问世，自 2017 年 7 月 1 日起施行。

三、中医学理论体系的主要特点

（一）整体观念：人体自身的整体性（五脏一体观、形神一体观）；人与自然和社会环境的统一性。

（二）辨证论治：病、证、症；同病异治、异病同治；辨证与辨病相结合。

四、中医基础理论的主要内容

略。

【名词释义】

1. 中医学：中医学是以中医药理论与实践经验为主体，研究人类生命活动中健康与疾病转化的规律及其预防、诊断、治疗、康复和保健的综合性科学。是以自然科学知识为主体、与人文社会科学等多学科知识相交融的科学知识体系。

2. 整体观念：整体即统一性、完整性及联系性，是中医学认识人体自身以及人与自然、社会环境之间联系性和统一性的学术思想。

3. 腠理：泛指皮肤、肌肉、脏腑的纹理，以及皮肤、肌肉间隙交接处的结缔组织，是渗泄体液、流通气血的门户。

4. 人气：指人体具有生机的阳气。

5. 证：是疾病过程中某一阶段或某一类型的病理概括。由症状和体征构成，包括病因、病位、病性及邪正关系。

6. 辨证论治：辨证，就是将四诊（望、闻、问、切）所收集的资料、症状和体征，通过分析、综合，辨清疾病的原因、性质、部位，以及邪正之间的关系，概括、判断为某种性质的证候的过程。论治是根据辨证的结果，确定相应的治则和方法。

7.同病异治：指同一疾病，可因人、因时、因地的不同，或处于不同的发展阶段，所表现的证不同，因而治法亦不同。

8.异病同治：不同的疾病，在其发展过程中，出现相同的证，可采用大致相同的方法治疗。

9.五脏一体观：即构成人体的各个组成部分在结构与功能上以五脏为中心，通过经络的联络作用，形成相互促进、相互制约的有机整体。

10.形神一体观：又称"形与神俱"。指形体与精神相互依附，不可分割，形乃神之宅，神乃形之主，神必依附于形而存在。

【简要解答】

1.何谓中医基础理论？其课程的主要内容有哪些？

答：是关于中医的基本理论、基本知识和基本思维方法的学科，也是阐释和介绍中医的基本概念、基本原理、基本方法的课程。其内容包括：①中医学的哲学基础，包括古代哲学的精气学说、阴阳学说、五行学说以及中医学思维方法的特点。②中医学对人体生理的认识，主要包括藏象，精气血津液神、经络、体质学说等四部分。③中医学对疾病及其防治的认识，包括病因、发病、病机和防治原则四部分。

2. 何谓中医学理论体系？其特征是什么？

答：是包括理、法、方、药在内的整体，是关于中医学的基本概念、基本原理和基本方法的科学知识体系。其特征是：以整体观念为主导思想，以精气、阴阳、五行学说为哲学基础和思维方法，以脏腑经络及精气血津液为生理病理学基础，以辨证论治为诊治特点的独特的医学理论体系。

3. 试述中医学理论体系是如何形成的。

答：中医学理论体系形成于战国至两汉时期。《黄帝内经》《难经》《伤寒杂病论》《神农本草经》等医学专著的成书，标志着中医学理论体系的初步形成。中医学理论体系形成的基础包括：①有利的社会文化背景。②医药知识的积累。③对人体生命现象和自然现象的观察：包括直接观察法和整体观察法。直接观察法主要指解剖方法；整体观察法是对活着的人体进行观察，通过分析在不同的环境条件和外界刺激下人体的不同反应，从而认识人体生命活动规律的一种方法。④古代哲学思想对医学的渗透：主要包括精气、阴阳、五行各学说。

4. 中医学的学科属性是什么？

答：中医学的学科属性是以自然科学为主体的多学科知识相交融的医学科学。①中医学属于自然科学范畴。②中医学具有社会科学特性。③中医学受到古代哲学的深刻影响。④中医学是多学科交互渗透的产物。

5.《黄帝内经》的主要内容有哪些？其主要成就是什么？

答：①注重整体观念，既强调人体自身是一个有机整体，又强调人与自然、社会环境密切相关。②系统地将反映当时文化进步的古代哲学思想如精气、阴阳、五行学说等引入医学领域，作为思维方法以解释人体生命的产生、生命过程的维系和疾病发生的原因、机制及诊断防治等。③构建了藏象经络理论，较详细地描述了脏腑的生理功能。其主要成就：奠定了中医学的理论基础。

6.《伤寒杂病论》的主要成就是什么？

答：《伤寒论》以六经论伤寒，确立了六经辨证论治纲领；《金匮要略》以脏腑病机论杂病。二书为中医辨证论治建立了较为系统的理论体系，成为历代医学辨证论治的楷模。

7."金元四大家"所代表的学术流派及代表著作分别是什么？

答：刘完素为"寒凉派"，代表著作为《素问玄机原病式》《素问病机气宜保命集》。张从正为"攻邪派"，代表作为《儒门事亲》。李东垣为"补土派"，代表作为《脾胃论》《内外伤辨惑论》等。朱震亨为"滋阴派"，代表作为《格致余论》。

8.请列举明清时期四位温病学家的学术观点及代表著作。

答：吴有性（字又可）创"戾气"说，著《温疫论》。叶桂（字天士，号香岩）创建了温热病的卫气营血辨证理论，著《温热论》。吴瑭（字鞠通）创立了温热病的三焦辨证理论，著《温病条辨》。薛雪（字生白）阐述湿热病的病症及治则治法，著《湿热条辨》。

9.《医林改错》的作者是谁？他主要发展了中医学的什么理论？

答：《医林改错》的作者是王清任，他主要发展了瘀血理论。

10.《医学衷中参西录》的作者是谁，可归属于哪个学派？

答：张锡纯，中西汇通学派。

11.中医学理论体系的主要特点是什么？

答：整体观念；辨证论治。

12.何谓中医学的整体观念？包括哪些内容？

答：整体观念又叫统一整体观，即中医学关于人体自身的完整性及人与自然、社会环境的统一性的思想。中医学的整体观念贯穿在生理、病理、诊断与防治等各个方面，是构筑中医学思想体系的主导思想，为中医学的基本特点之一。主要包括以下三个方面：①人体是有机的整体：构成人体的各组成部分之间，结构上不可分割；生理上相互资助、相互制约、相互协调，主要表现在五脏一体观和形神一体观两大方面。②人与自然环境的统一性：人与自然环境息息相关。季节气候、昼夜晨昏、地区方域都会对人体产生影响。③人与社会环境的统一性：是人的社会属性在医学中的体现。故中医重视因时、因地、因人防治。

13. 如何理解人体是一个有机整体？

答：人体是一个内外联系、自我调节和自我适应的有机整体。①生理上的整体性：主要体现于两个方面，一是构成人体的各个组成部分在结构与功能上是完整统一的，即五脏一体观；二是人的形体与精神是相互依附、不可分割的，即形神一体观。②病理上的整体性：中医学在分析病症的病理机制时，把局部病理变化与整体病理反应统一起来。③诊治上的整体性：在诊察疾病时，可通过观察分析形体、官窍、色脉等外在的病理表现，推测内在脏腑的病理变化，从而做出正确诊断。④治疗上的整体性：立足局部，整体调理。⑤养生上的整体性：形和神是统一的整体，中医学强调形神共养以养生防病，形神共调以康复治疗疾病。

14. 怎样理解人与自然环境的统一性?

答：①自然环境对人体生理的影响。A. 季节气候的影响：人体生理随着季节气候的规律性变化而出现相应的适应性调节。如春夏人体气血趋于表，汗多尿少；秋冬气血趋于里，汗少尿多；脉象春弦、夏洪、秋毛、冬石的规律性变化。B. 昼夜晨昏的影响：如人体阳气白天趋于体表，夜间潜于内里的运动趋向，反映了人体随昼夜阴阳二气的盛衰变化而出现的适应性调节。C. 地域气候的影响：如江南多湿热，人体腠理多稀疏；北方多燥寒，人体腠理多致密。D. 人对生存环境的适应：人对所处的环境不是消极的、被动的，而是积极的、主动的。②自然环境对人体病理的影响：季节气候对疾病的影响，如季节性多发病或时令性流行病；昼夜变化对疾病也有一定影响，一般疾病多见旦慧、昼安、夕加、夜甚；某些地方性疾病的发生，与地域环境的差异密切相关。③自然环境与疾病防治的关系：在养生防病中顺应自然规律，在治疗过程中遵循因时因地制宜的原则。

15. 如何理解人与社会环境的统一性?

答：①社会环境对人体生理的影响：社会环境不同，造就体质的差异，也会给人们的生活条件、生产方式、思想意识和精神状态带来相应的变化，从而影响人的身心机能。如政治、经济地位的影响等。②社会环境对人体病理的影响：剧烈、骤然变化的社会环境，可以损害人的身心健康。如"尝贵后贱"可致"脱营"病，"尝富后贫"可致"失精"病。不利的社会环境，如家庭纠纷、邻里不和、亲人亡故、人际关系紧张等，易引发某些身心疾病，并且常使某些原发疾病如冠心病、高血压、糖尿病、肿瘤的病情加重或恶化，甚至死亡。

16. 简述形与神各自的含义及二者的关系。

答：形与神的关系表现为：形与神是相互依附，不可分离的。形乃神之宅，神乃形之主。形是神的藏舍之处，精、气、血、津液是其物质基础。神，有广义与狭义之分：广义的神，是指人体生命活动的总体现或主宰者；狭义的神，是指人的精神意识思维活动。神是形的生命体现，且对形体起着主宰作用。形神统一是生命存在的保证。

17. 病、症、证的含义有何不同？三者之间的关系如何？

答：病：即疾病，是指有特定的致病因素、发病规律和病理演变的一个完整的异常生命过程，常常有较固定的临床症状等。证：是疾病过程中某一阶段或某一类型的病理概括，包括病因、病位、病性及邪正关系。一般由一组相对固定的、有内在联系的、能揭示疾病某一阶段或某一类型病变本质的症状和体征构成。症：即症状和体征的总称，是疾病过程中表现出的个别、孤立的现象，可以是病人异常的主观感觉或行为表现，如恶寒发热、恶心呕吐、烦躁易怒等（称症状），也可以是医生检查病人时发现的异常征象，如舌苔、脉象等（称体征）。三者之间存在着内在联系：病是一种完整的病理过程，在疾病的过程中又有不同的阶段，而证揭示了某一阶段的病理本质，证又由症组成，症状和体征是病和证的基本要素。一种疾病由不同的证组成，而同一证又可见于不同的疾病过程中。

18. 如何理解辨证与辨病的关系？

答：辨证与辨病，都是认识疾病的思维过程。辨证是对证候的辨析，以确定证为目的，根据证来确立治法；辨病是对疾病的辨析，以确定疾病的诊断为目的，从而为治疗提供依据。中医学以"辨证论治"为诊疗特点，但也存在"辨病施治"，如以常山治疟、黄连治痢等。因此，中医临床在强调"辨证论治"的同时，注重辨证与辨病的结合，运用辨病思维来确诊疾病，再运用辨证思维，根据该病当时的综合表现，辨析该病目前处于病变的哪一阶段或是哪一类型，从而确立当时该病的"证"，然后根据"证"来确定治则治法和处方遣药。此即通常所说的"以辨病为先，以辨证为主"的临床诊治原则。对某些难以确诊的病症，可发挥辨证思维的优势，依据病人的临床表现，辨出证候，随证施治。

19. 辨证与论治有何联系？

答：辨证与论治是诊治疾病过程中相互衔接不可分割的两个方面：辨证是认识疾病，确立证候的思维和实践过程；论治是依据辨证的结果，确立治法和处方遣药的思维和实践过程。辨证是论治的前提和依据；论治是辨证的延续，也是对辨证正确与否的检验。辨证准确，立法无误，则疗效确切。

20. 中医学理论的创新思路主要可概括为几个方面？

答：中医学理论的创新思路主要有以下几个方面：①以整体观念为指导，保持中医学基本理论的特色；②强化中医学思维方法的研究；③将中医学理论纳入现代科学研究序列；④注重中医学在人文社会科学方面的发展；⑤创建科学的假说和构建新的理论。

21. 现代中医学理论发展的特点是什么？

答：现代中医学理论的发展主要呈现出三方面的特点：①中医学理论经过梳理研究而更加系统、规范，如20世纪60年代编写的全国统编教材《内经讲义》，发展为70年代的《中医学基础》，再分化为80年代的《中医基础理论》；②用哲学、控制论、信息论、系统论、现代实证科学等多学科方法研究中医学，大量的专著和科研成果相继出现；③对中医学理论体系构建的思维方法进行研究，探讨中医学理论概念的发生之源与继续发展、创新之路。

【拓展记忆】

1. 主明则下安……主不明十二官危。(《素问·灵兰秘典论》)

2. 视其外应，以知其内藏，则知所病矣。(《灵枢·本藏》)

3. 天覆地载，万物悉备，莫贵于人。人以天地之气生，四时之法成。……夫人生于地，悬命于天，天地合气，命之曰人。(《素问·宝命全形论》)

4. 天暑衣厚则腠理开，故汗出；寒留于分肉之间，聚沫则为痛。天寒由腠理闭，气湿不行，水下留于膀胱，则为溺与气。(《灵枢·五癃津液别》)

5. 春日浮，如鱼之游在波；夏日在肤，泛泛乎万物有余；秋日下肤，蛰虫将去；冬日在骨，蛰虫周密。(《素问·脉要精微论》)

6. 故阳气者，一日而主外，平旦人气生，日中而阳气隆，日西而阳气已虚，气门乃闭。(《素问·生气通

天论》)

7. 故春善病鼽衄，仲夏善病胸胁，长夏善病洞泄寒中，秋善病风疟，冬善病痹厥。(《素问·金匮真言论》)

8. 夫百病者，多以旦慧昼安，夕加夜甚。朝则人气始生，病气衰，故旦慧；日中人气长，长则胜邪，故安；夕则人气始衰，邪气始生，故加；夜半人气入脏，邪气独居于身，故甚也。(《灵枢·顺气一日分为四时》)

9. 凡未诊病者，必问尝贵后贱，虽不中邪，病从内生，名曰脱营。尝富后贫，名曰失精，五气留连，病有所并。(《素问·疏五过论》)

10. 岐伯曰：气之升降，天地之更用也。帝曰：愿闻其用何如？岐伯曰：升已而降，降者谓天；降已而升，升者谓地。天气下降，气流于地；地气上升，气腾于天。(《素问·六微旨大论》)

11. 然其卒发者，不必治于传，或其传化有不以次，不以次入者，忧恐悲喜怒，令不得以其次，故令人有大病矣。(《素问·玉机真藏论》)

第一章
中医学的哲学基础

【知识要览】

第一节　精气学说

一、古代哲学精与气的基本概念

精气是构成宇宙万物的本原。

1. 精：其概念源于"水地说"，某些情况下，专指气中的精粹部分。

2. 气：其概念源于"云气说"，被两汉时期的"元气说"所同化。

二、精气学说的基本内容

（一）精气是构成宇宙的本原：存在形式分为"无形"和"有形"，二者之间不断发生转化。

（二）精气的运动与变化：

1.气的运动：气的运动称为气机，其形式有升、降、出、入、聚、散等。

2.气化：气的运动产生宇宙各种变化的过程。形式有四种：气与形之间的转化；形与形之间的转化；气与气之间的转化；有形之体自身的不断更新变化。

（三）精气是天地万物相互联系的中介：使万物得以相互感应、相互作用。

（四）天地精气化生为人：人的生死过程，也就是气的聚散过程。

三、精气学说在中医学中的应用

略。

第二节　阴阳学说

一、阴阳的概念

（一）阴阳的基本概念：是对自然界相互关联的某些事物或现象对立双方的概括。

（二）事物的阴阳属性：

1.规律：凡是运动的、外向的、上升的、温热的、无形的、明亮的、兴奋的都属于阳；相对静止的、内守的、下降的、寒冷的、有形的、晦暗的、抑制的都属于阴。

2. 特性：①相关性：指阴阳所分析的事物或现象，必须是在同一范畴、同一层次或同一交点上。②普遍性：凡相关事物的相对属性，皆可划分阴阳。③绝对性：阴阳属性的不可反称性。④相对性：阴阳属性在一定条件下互相转化；阴阳之中复有阴阳；因比较对象不同有两分法、三分法。

二、阴阳学说的基本内容

（一）阴阳对立制约：阴阳双方通过相互制约，达到"阴平阳秘，精神乃治"。

（二）阴阳互根互用：阴阳双方具有相互资生、促进和助长的关系。

（三）阴阳交感与互藏：交感是指阴阳二气在运动中相互感应而交合，是宇宙万物赖以生成和变化的根源。互藏是指阴中有阳，阳中有阴。揭示阴阳的不可分离性。

（四）阴阳消长：阴阳的运动形式。包括互为消长（对立制约）、皆消皆长（互根互用）。

（五）阴阳转化：指事物的总体属性，在一定条件下向其相反的方向转化。

（六）阴阳自和与平衡：阴阳自动维持和恢复其协调平衡状态的能力和趋势。

三、阴阳学说在中医学中的应用

（一）说明人体的组织结构："人生有形，不离阴阳。"

1. 形体分阴阳：上下、体表体内、背腹、四肢外侧与四肢内侧的阴阳划分等。

2. 脏腑分阴阳：五脏为阴、六腑为阳。心为阳中之阳；肺为阳中之阴；肝为阴中之阳；肾为阴中之阴；脾为阴中之至阴。

3. 经络系统分阴阳：肢体外侧面的为手足三阳经，肢体内侧面的为手足三阴经。

（二）概括人体的生理功能：

1. 生命活动的基本状态：阴主凉润、宁静、抑制、沉降。阳主温煦、推动、兴奋、升发。

2. 生命活动的基本形式：升降出入、合成与分解、精气互化、气血互根等。

（三）阐释人体的病理变化：分析病理变化的基本规律。

1. 阴阳偏盛：阳胜则热，阳胜则阴病；阴胜则寒，阴胜则阳病。

2. 阴阳偏衰：阴虚则热为虚热证，阳虚则寒为虚寒证。

3. 阴阳互损：阴阳偏衰到一定程度时，出现阴损及阳，阳损及阴的"阴阳两虚"。

（四）用于疾病的诊断："善诊者，察色按脉，先别阴阳"。

1. 分析四诊资料：色泽、气息、动静、脉象皆可分阴阳。

2. 概括疾病证候：八纲辨证，表、热、实证属阳；里、寒、虚证属阴。阴阳是总纲。

（五）指导疾病的防治：

1. 指导养生："法于阴阳"，"春夏养阳，秋冬养阴"。

2. 确定治疗原则："谨察阴阳所在而调之，以平为期。"

（1）阴阳偏盛："实则泻之"（损其有余）。"热者寒之"；"寒者热之"。

（2）阴阳偏衰："虚则补之"（补其不足）。虚热证，滋阴制阳，"壮水之主，以制阳光"（阳病治阴）。虚寒证，扶阳抑阴，"益火之源，以消阴翳"（阴病治阳）。

（3）阴阳互损的治疗原则：阴阳双补。

3. 分析和归纳药物的性能。

药性（四气）：温、热为阳，寒、凉为阴；五味：辛、甘、淡为阳，酸、苦、咸为阴；作用方向：升、浮为阳，沉、降为阴。

第三节　五行学说

一、五行的概念

（一）五行的概念：即木、火、土、金、水五种物质及其运动变化。

（二）五行的特性

1. 木曰曲直：凡具有生长、升发、条达、舒畅等性质或作用的事物和现象，归属于木。

2. 火曰炎上：凡具有温热、上升、光明等性质或作用的事物和现象，归属于火。

3. 土爰稼穑：凡具有生化、承载、受纳等性质或作用的事物和现象，归属于土。

4. 金曰从革：凡具有沉降、肃杀、收敛等性质或作用的事物和现象，归属于金。

5. 水曰润下：凡具有滋润、下行、寒凉、闭藏等性质或作用的事物和现象，归属于水。

（三）事物和现象的五行归类：参见表 1-1。

表 1-1　事物和现象的五行归类

自然界							五行	人体						
五音	五味	五色	五化	五气	五方	五季		五脏	五腑	五官	形体	情志	五声	变动
角	酸	青	生	风	东	春	木	肝	胆	目	筋	怒	呼	握
徵	苦	赤	长	暑	南	夏	火	心	小肠	舌	脉	喜	笑	忧
宫	甘	黄	化	湿	中	长夏	土	脾	胃	口	肉	思	歌	哕
商	辛	白	收	燥	西	秋	金	肺	大肠	鼻	皮	悲	哭	咳
羽	咸	黑	藏	寒	北	冬	水	肾	膀胱	耳	骨	恐	呻	栗

二、五行学说的基本内容

（一）五行的相生与相克

1. 相生：五行之间递相促进的关系。次序：木生火、火生土、土生金、金生水、水生木。

2. 相克：五行之间递相克制的关系。次序：木克土、土克水、水克火、火克金、金克木。

（二）五行制化与胜复：维持五行系统整体的动态平衡。

1. 制化：五行生克规律的结合。生中有克，克中有生。

2. 胜复：某一行亢盛（即胜气），则引起其所不胜（即复气）的报复性制约。

（三）五行的相乘与相侮：可以同时发生。

1. 相乘：是指五行中一行对其所胜的过度制约或克制。又称"倍克"。

次序：木→土→水→火→金→木。

2. 相侮：是指五行中一行对其所不胜的反向制约和克制。又称"反克"。

次序：木→金→火→水→土→木。

（四）五行的母子相及：母子相互影响。

附：中土五行：土居中央，木、火、金、水分位东、南、西、北四方的五行模式。

1. 土与其他四行的关系：中央的土调控位于东南西北四方的木火金水四行，所谓"土生万物"。

2. 木火金水四行之间的关系：存在着递进发展的关系。

三、五行学说在中医学中的应用

（一）说明五脏的生理功能及其相互关系：略

（二）说明五脏病变的相互影响

1. 相生关系的传变：

（1）母病及子：母脏之病传及子脏，如肾病及肝。

（2）子病及母：疾病从子脏传及母脏，如心病及肝。

2. 相克关系的传变：

（1）相乘：相克太过为病，如"木旺乘土"和"土虚木乘"。

（2）相侮：反向克制致病，如"木火刑金"和"土虚水侮"。

（三）指导疾病的诊断：熟记五行归属表及相生和相克的顺序。

（四）指导疾病的治疗：

1.指导脏腑用药：略。

2.控制疾病的传变：略。

3.确立治则治法：

（1）依据相生规律：治则："虚则补其母，实则泻其子"。

治法有滋水涵木法、益火补土法、培土生金法、金水相生法。

（2）依据相克规律：治则：抑强扶弱。

治法有抑木扶土法、培土制水法、佐金平木法、泻南补北法。

4.指导针灸取穴：根据不同的病情以五行的生克规律进行选穴治疗。

5.指导情志疾病的治疗：情志相胜法。

附：中土五行在中医学中的应用：

1.构建四时五脏理论体系。

2.构建脾胃居中，斡旋和调节四脏之气升降运动的气机运行模式。

3.强调调理中土脾胃的重要意义。

第四节　中医学的主要思维方式

一、象思维

以形象思维为根本，以意象思维为特征，以应象思维为法则。

二、系统思维

①整体宏观；②天人合一。

三、变易思维

①恒动变化；②动静相召。

【名词释义】

1.精气学说（古代哲学）：古代哲学的精气学说，是研究精气的内涵及其运动变化规律，并用以阐释宇宙万物的构成本原及其发展变化的一种古代哲学思想，是对中医学影响较大的古代哲学思想之一。

2.精（古代哲学）：在古代哲学中，精的基本概念有：①一般泛指气，是一种充塞宇宙之中的无形而运动不息的极细微物质，是构成宇宙万物的本原。②在某些情况下专指气中的精粹部分，是构成人类的本原。

3. 气（古代哲学）：在古代哲学中，气是指存在于宇宙之中的不断运动且无形可见的极细微物质，是宇宙万物的共同构成本原。

4. 气化（古代哲学）：在古代哲学中，气化是指由气的运动产生宇宙各种变化的过程。

5. 精气互化：有形之精与气可以相互转化，即有形之精可散而为无形之精气，无形之精气又可聚积而成有形之精。

6. 阴阳：阴阳是有特定属性的一分为二。它是对自然界相互关联的某些事物和现象对立双方属性的概括。它既标示相互对立的事物和现象，又可标示同一事物内部对立着的两个方面。

7. 阴阳学说：阴阳学说是研究阴阳的内涵及其运动变化规律，并以对立统一理论阐释宇宙万事万物的发生、发展和变化的一种世界观和方法论。

8. 阳化气：指某一事物呈现出蒸腾气化的运动状态时属于阳的作用。

9. 阴成形：指某一事物呈现出凝聚成形的运动状态时属于阴的作用。

10. 阴阳交感：指阴阳二气在运动中相互感应而交合的过程，是万物化生的根本条件。

11. 冲气：指运动着的和谐之气。

12. 冲气以为和：阴阳二气在运动中达到和谐状态时就会发生交感作用，从而产生万物。

13. 阴阳互根：指一切事物或现象中相互对立着的阴阳两个方面，具有相互依存、互为根本的关系。

14. 阴阳互藏：指相互对立的阴阳双方中的任何一方，都包含着另一方，即阴中有阳，阳中有阴。

15. 阴阳自和：指阴阳双方自动维持和自动恢复其协调平衡状态的能力和趋势。

16. 中和：又称"中庸""中行""中道"，含有平衡、和谐之意，是中国古代哲学中重要的思维方式。

17. 阴阳消长：指对立互根的阴阳双方不是处于静止不变的状态，而是不断地消长变化之中。

18. 阴平阳秘：即阴阳平秘。平，饱满之意；秘，即秘密、潜藏之意。阴平阳秘，即阴阳充盛，相互潜藏而不外亢。

19. 阴阳转化：是指一事物的总体属性在一定条件下，可以向其相反的方向转化，即属阳的事物可以转化为属阴的事物，属阴的事物可以转化为属阳的事物。

20. 重阴必阳：指阴阳转化的机制。重，有程度深之意，是促进阴阳转化的条件。谓阴气过甚，必然向对立面阳的方面转化。

21.重阳必阴：指阴阳转化的机制。重，有程度深之意，是促进阴阳转化的条件。谓阳气过甚，必然向对立面阴的方面转化。

22.阳胜则阴病：阳，指阳热；阴，指阴液。阳胜则阴病是指阳热偏盛，必消耗阴液而出现各种伤津、伤阴的病证。

23.阴胜则阳病：阴，指阴寒；阳，指阳气。阴胜则阳病是指阴寒偏盛，必伤阳气而出现各种阳气不足的病证。

24.阳病治阴：阴偏衰产生的"阴虚则热"的虚热证（阳病），治疗当滋其阴（治阴），从而使阴阳恢复平衡，此即阳病治阴。

25.阴病治阳：阳偏衰产生的"阳虚则寒"的虚寒证（阴病），治疗当壮其阳（治阳），从而使阴阳恢复平衡，此即阴病治阳。

26.阴中求阳：治疗阳虚时，在补阳药中，适当佐以补阴药，使阳得阴助而生化无穷。

27.阳中求阴：治疗阴虚时，在补阴剂中，适当佐以补阳药，使阴得阳升而泉源不竭。

28.阴损及阳：当阴精亏损到一定程度，就会累及阳气，使阳气生化无源，出现阴阳两虚的病变。

29. 阳损及阴：当阳气虚损到一定程度，就会累及阴精，使阴精化生不足，出现阴阳两虚的病变。

30. 五行：指木、火、土、金、水五种基本物质的运动变化，衍化为归纳宇宙万物并阐释其相互关系的五种基本属性。

31. 五味：酸、苦、甘、辛、咸五种味道。

32. 五液：汗、涕、泪、涎、唾五种液体。

33. 五色：青、赤、黄、白、黑五种颜色。

34. 五化：五行气化而表现出的植物的生、长、化、收、藏五个生长阶段。

35. 五官：目、舌、口、鼻、耳五个感觉器官。

36. 五体：机体的筋、脉、肉、皮毛、骨五种形体组织。

37. 五志：怒、喜、思、悲、恐五种情志变化。

38. 五行相生：指木、火、土、金、水之间存在着有序的依次递相资生、助长和促进的关系。

39. 五行相克：指木、火、土、金、水之间存在着有序的间隔递相克制、制约的关系。

40. 五行制化：制化是五行生克关系的结合。事物必须有克有生、相反相成，才能维持其相对的平衡。

41. 五行胜复：指五行中一行亢盛，引起其所不胜的报复性制约，从而使五行之间复归于协调和稳定。

42.五行相乘：指五行中的某一行对其所胜一行的过度克制。

43.五行相侮：指五行中的某一行对其所不胜一行的反向克制，即反克，又称"反侮"。

44.五行学说：属古代哲学范畴，是研究木、火、土、金、水五种物质的特性及其生克制化规律，并以此来认识世界、解释世界和探求宇宙规律的一种世界观和方法论。

45.木曰曲直：曲，屈也；直，伸也。"曲直"，是指树木树干能屈能伸、向上向外舒展的状态。引申为凡具有生长、升发、条达舒畅等作用或性质的事物，均归属于木。

46.火曰炎上：炎，热也；上，向上。"炎上"，是指火具有温热、向上升腾的特点。引申为凡具有温热、向上等作用或性质的事物，均归属于火。

47.土爰稼穑：春种曰稼，秋收曰穑。"稼穑"，是指土具有播种和收获农作物的作用，引申为凡具有生化、承载、受纳作用或性质的事物，均归属于土。

48.金曰从革：从，由也；革，变革。"从革"，即说明金是通过变革而产生的（革土生金）。金之质地沉重，且常用于杀戮，因而凡具有沉降、肃杀、收敛等作用或性质的事物，均归属于金。

49.水曰润下：润，滋润；下，下行；"水曰润下"，是指水具有滋润、向下的特性，引申为具有滋润、向下、寒凉、闭藏作用或性质的事物，均归属于水。

50.母病及子：用五行相生的母子关系来说明五脏之间的病变传变，疾病的传变由母脏传及子脏，谓之母病及子。

51.子病犯母：又称"子盗母气"，是用五行相生的母子关系来说明五脏之间的病变传变。疾病的传变由子脏传母脏，称为子病犯母。

52.虚则补其母：是根据五行相生规律确定的治疗原则，用于母子关系的虚证。因补母能令子实（母能生子），故虚则补其母。

53.实则泻其子：是根据五行相生规律确定的治疗原则，用于母子关系的实证。因泻子能令母虚（子盗母气），故实则泻其子。

54.滋水涵木：即滋肾阴以养肝阴的方法，又称滋肾养肝法、滋补肝肾法。适用于肾阴亏损而肝阴不足，甚或肝阳上亢之证。

55.益火补土：是温肾阳以补脾阳的一种方法，又称温肾健脾法、温补脾肾法。适用于肾阳衰微而致脾阳不振之证。

56. 培土生金：即用补脾益气以补益肺气的方法，主要用于肺气虚弱或肺脾两虚之证。

57. 金水相生：亦称滋养肺肾法。肺属金，肾属水，金能生水，故补肺阴即可以滋肾阴。另一方面，肾阴是五脏阴气之根本，所以滋肾阴又可以达到补肺阴的目的。因而临床上对于肺肾阴虚者多采用两脏同补、金水互生以治两脏之阴虚。

58. 抑强扶弱：是根据五行相克规律确定的治则。"抑强"主要用于太过引起的相乘和相侮。抑其强者，则弱者自然易于恢复。"扶弱"主要用于不及引起的相乘和相侮。扶助弱者，加强其力量，可以恢复脏腑的正常功能。

59. 抑木扶土：是疏肝与健脾相结合治疗肝旺脾虚的一种治法，又称疏肝健脾法、调理肝脾法、平肝和胃法。适用于木旺乘土或土虚木乘之证。

60. 培土制水：是健脾利水以治疗水湿停聚病证的一种治法，又称敦土利水法。适用于脾虚不运，水湿泛滥而致水肿胀满之证。

61. 佐金平木：是滋肺阴清肝火治疗肝火犯肺病证的治法，又称"滋肺清肝法"。适用于肺阴不足、无力制肝而肝火犯肺者。

62. 泻南补北：心主火，火属南方；肾主水，水属

北方。泻南补北即泻心火滋肾水，又称泻火补水法、滋
阴降火法。用于肾阴不足，心火偏旺，水火不济，心肾
不交之证。

【简要解答】

1. 中医学的主要思维方式可概括为几个方面？

答：三方面：象思维；系统思维；变易思维。

2. 中医学的主要哲学基础是什么？

答：精气学说、阴阳学说、五行学说。

3. 中国古代哲学思想对中医学的形成与发展起到了
什么作用？

答：哲学是理论化、系统化的世界观和方法论。科
学的形成和发展离不开哲学，要受哲学思想的支配和制
约。中国古代哲学浓缩地反映出中华民族的特有传统，
决定了秦汉以来中国传统文化的发展方向和演变轨迹。
中国古代哲学“天人合一”，以人为本，人伦和谐的天
人观和价值观念，以及辩证思维（如整体思维、对待思
维、变易思维和中庸思维）的科学思维方式，对中医学
的医学观的形成和发展起到了决定性的作用。离开了
这些哲学思想，中医学基础理论中很多问题是难以理解
的。

4. 为什么说精气神三者不可分离？

答：精可化气，气可化精，精气互化；精气生神，精气养神；神则统驭精与气，故三者不可分离。精为生命的基础（本原）；气为生命活动的动力（维系）；神乃生命活动的主宰。

5. 古代哲学精气学说的主要内容是什么？

答：精气学说的主要内容有：①精气是构成宇宙的本原。②气的运动形式主要有升、降、聚、散；气的运动推动着宇宙万物的发生发展变化及消亡。③精气是天地万物相互联系的中介，使万物得以相互感应。④天地精气化生为人。

6. 古代哲学中精和气各自的概念是怎样形成的？

答：精概念的形成：①源于"水地说"，由水、地生万物发展而来。②中医学有关精的认识，对哲学中精气概念的形成具有重要的启发作用。③古代哲学家在"水地说"与对人体之精认识的基础上，把精的概念抽象为无形而动的极细微物质，是宇宙万物的共同构成本原。

气概念的形成：①源于"云气说"，日常生活中直接观察到的云气、风气、水气、大气等是气概念产生之源。②中医学对人体之气的认识，也是气概念产生的基础。在此基础上进一步抽象，则产生了气的一般概念，即气是无形而运行不息的极细微物质，是宇宙万物生成的本原。

7.简述无形之气与形质之气的异同点。

答：二气共同之处均为细小而分散的物质。不同之处：无形之气以弥散而剧烈运动的状态存在，且肉眼难以看到。形质之气以凝聚的状态存在，且为看得见摸得着的实体。

8.你对精气是构成宇宙的本原是如何认识的？

答：精气是构成宇宙的本原，主要从以下三方面来理解：①宇宙万物的生成皆为精或气自身运动的结果，精或气是构成天地万物包括人类的共同原始物质；②精气生万物的机制是天地之气交感、阴阳二气合和；③精气有"有形"与"无形"两种不同的存在形式。

9.气的运动有何意义？

答：气的运动称为气机，其形式多种多样，但主要有升、降、出、入几种。气的升降聚散运动使整体宇宙充满了生机，推动着宇宙万物的生成、发展、变化和消亡，维持着自然界新陈代谢的平衡。气的运动止息，宇宙则失去了生生之机。

10.如何理解气运动的普遍性？

答：气的运动的普遍性主要表现在：①宇宙中的任何事物自身都具备运动特性及升降聚散等运动形式，即所谓"升降出入,无器不有";②气的运动使宇宙充满了生机,促进新生事物的孕育和发生,引致旧事物的衰败与消亡,维持自然界新陈代谢的平衡;③气的运动止息,宇宙则失去生生之机。

11. 气化的形式主要可概括为哪几种?

答:气化是指由气的运动产生宇宙各种变化的过程。气化的形式主要有气与形之间的转化、形与形之间的转化、气与气之间的转化、有形之体自身的不断更新变化四种。

12. 气的运动与气化之间的关系如何?

答:气的运动称为气机,运动形式主要有升、降、聚、散等几种。由气的运动产生宇宙各种变化的过程,称为气化。气化过程分为"化"与"变"两种不同的类型:化是指气的缓和运动所促成的某些改变,类似于"量变";变是指气的剧烈运动所促成的显著变化,类似于"质变"。化与变,皆取决于气的运动。因此,气的运动是产生气化过程的前提和条件,而在气化过程中又寓有气的各种形式的运动。

13. 为什么说精气是天地万物相互联系的中介?

答:精气是万物相互联系的中介,包括:①精气维系着天地万物之间的相互联系;②精气使万物得以相互感应。

14. 天地万物相互感应的机制是什么？

答：①万物相互感应的机制是"类同则召，气同则合，声比则应"，即（周易）所谓"同气相求"；②万物相互感应的中介是精气或气。

15. 如何区别古代哲学与中医学中的精、气概念？

答：精与气的概念，在古代哲学与中医学中是有明显区别的：人体内的精与气的概念是具体的，宇宙中的精或气的概念是极为抽象的。在古代哲学中，精与气的概念基本上是同一的，是关于宇宙本原的概念。两汉时被"元气说"同化后，精又专指气中之精粹。中医学所讲的人体内的精与气，其内涵是有区别的。人体之精，指一切构成人体和维持人体生命活动的液态精华物质。人体之气，是活力很强、不断运动的极细微物质，气是激发和调控人体生命活动的动力源泉，感受和传递各种生命信息的载体。精贵在满盈而不妄泄，气贵在运行不息。

16. 古代哲学之精气学说在中医学中的应用如何？

答：古代哲学之精气学说在中医学中的应用，主要体现于两个方面：①对中医学精气生命理论构建的影响；②对中医学整体观念构建的影响。如精是人体生命的本原，气是人体生命之维系；气化是生命活动的基本

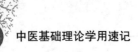

形式，人与天地万物的变化息息相通等思想，均受古代哲学精气学说的影响而形成。

17. 何谓阴阳学说？其基本观点是什么？

答：阴阳学说，是研究阴阳的内涵及其运动变化规律，并用以阐释宇宙间万事万物的发生、发展和变化的一种古代哲学理论。它是中国古代朴素的对立统一理论，是古人探求宇宙本原和解释宇宙变化的一种世界观和方法论，属于中国古代唯物论和辩证法范畴。其基本观点是：世界是物质性的整体，世界本身是阴阳二气对立统一的结果。

18. 如何分析事物或现象的阴阳属性？

答：事物的阴阳属性，是根据事物或现象不同的运动趋势、不同的功能属性、不同的空间和时间等，通过相互比较而归纳出来的。一般地说，凡是运动的、外向的、上升的，温热的、无形的、明亮的、兴奋的都属于阳；相对静止的、内守的、下降的，寒冷的、有形的、晦暗的、抑制的都属于阴。

19. 如何理解事物阴阳属性的绝对性？举例说明之。

答：事物的阴阳属性，是根据事物或现象不同的运动趋势、不同的功能属性、不同的空间和时间等，通过相互比较而归纳出来的。若该事物的总体属性未变，或比较的对象或层次未变，它的阴阳属性是固定不变的。

事物阴阳属性的绝对性，主要表现在其属阴属阳的不可变性，即不可反称性。如水与火，水属阴，火属阳，其阴阳属性一般是固定不变的，不可反称的。水不论多热，对火来说，仍属阴；火不论多弱，对水来说，仍属阳。

20. 怎样理解事物阴阳属性的相对性？举例说明之。

答：事物的总体属性发生了改变，或比较的层次、对象变了，则它的阴阳属性也随之改变，故事物阴阳属性在某种意义上说又是相对的。事物阴阳属性的相对性主要表现在以下方面：①阴阳属性的相互转化性；②阴阳之中复有阴阳；③同一层次中，比较的对象不同，其阴阳属性不同。

21. 阴阳学说的基本内容包括哪些？

答：包括阴阳对立制约、阴阳互根互用、阴阳交感与互藏、阴阳消长、阴阳转化和阴阳自和与平衡六个方面。

22. 何谓阴阳交感？其内在机制是什么？

答：阴阳交感，是指阴阳二气在运动中相互感应而交和，亦即相互发生作用。在自然界，天之阳气下降，地之阴气上升，阴阳二气交感，形成云、雾、雷电、雨露，生命得以诞生，从而化生出万物。在阳光雨露的沐浴滋润下，万物才得以成长。在人类，男女媾精，新的生命个体诞生,人类得以繁衍。如果没有阴阳二气的交感运动,就没有生命,也就没有自然界。可见,阴阳交感是生命产生的基本条件。阴阳交感合和的内在机制是阴阳互藏。

23. 何谓阴阳互藏? 有何意义?

答:阴阳互藏,是指相互对立的阴阳双方中的任何一方都包含着另一方,即阴中有阳,阳中有阴。宇宙中的任何事物都含有阴与阳两种属性不同的成分,属阳的事物含有阴性成分,属阴的事物也寓有属阳的成分。阴阳互藏的意义表现在以下几个方面:阴阳互藏是阴阳双方交感合和的动力根源;阴阳互藏是构筑阴阳双方相互依存、相互为用关系的基础和纽带;阴阳互藏是阴阳消长与转化的内在根据。

24. 你对阴阳的对立和制约是如何理解的?

答:阴阳之间的对立,是指阴和阳的属性是相反的,主要表现于二者之间的相互斗争、相互制约。如寒与热、水与火、动与静等。所以,只有相反的事物和现象,才能区分其阴阳的属性。阴阳之间的制约,是指相互对立着的阴阳之间不是静止着的相互对峙,而是存在着相互制约的关系,阴可以制约阳,阳也可以制约阴。如寒可以制热,热也可以制寒;动可以制静,静也可以制动等。

25. 你对阴阳的互根与互用是如何理解的？

答：阴阳互根，指阴阳相互依存、互为根本。阴阳任何一方都不能脱离另一方而单独存在，如上与下、寒与热、明与暗、升与降等阴阳关系中，主要是因相互依赖而存在。阴阳互用，是指阴阳双方具有相互资生、促进和助长的关系。如气与血的关系，气能生血、血能载气，二者相互促进；再如兴奋和抑制之间的互为前提及相互促进等。《素问·阴阳应象大论》指出："阴在内，阳之守也，阳在外，阴之使也。"

若阴阳互根关系被破坏，会出现阴损及阳、阳损及阴的病理变化，严重者导致"孤阴不生，独阳不长"，甚则"阴阳离决，精气乃绝"而死亡。

26. 何谓阴阳的消长、转化？二者关系如何？

答：阴阳消长，是指对立互根的阴阳双方不是一成不变的，而是处于不断的增长和消减的变化之中。阴阳双方在彼此消长的运动过程中保持着动态平衡。阴阳转化，是指事物的总体属性，在一定的条件下可以向其相反的方向转化，即属阳的事物可以转化为属阴的事物，属阴的事物可以转化为属阳的事物。阴阳消长和阴阳转化都是阴阳运动变化的过程和形式，阴阳消长是量变过程，阴阳转化则是在量变基础上的质变。

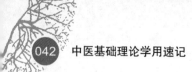

27. 何谓阴阳互为消长？举例说明之。

答：阴阳双方中的某一方增长而另一方消减，或某一方消减而另一方增长称之为阴阳互为消长。如一年四季气候的变化，从冬至春及夏，气候从寒冷逐渐转暖变热，这是"阳长阴消"的过程；由夏至秋及冬，气候由炎热逐渐转凉变寒，这是"阴长阳消"的过程。

28. 何谓阴阳皆消皆长？举例说明之。

答：阴阳双方中的某一方增长而另一方亦增长，或某一方消减而另一方亦消减称之为阴阳皆消皆长。如人体生理活动中，饥饿时出现的气力不足，即是由于阴（精）不足，不能化生阳（气）而导致阳的不足，属阳随阴消的阴阳皆消变化；而补充营养物质（阴），产生能量，增加了气力，则属阳随阴长的阴阳皆长的消长变化。

29. 试述阴阳消长的形式及其与阴阳对立制约和互根互用的关系。

答：阴阳消长是阴阳运动变化的一种形式，而导致阴阳出现消长变化的根本原因在于阴阳之间存在着的对立制约与互根互用的关系。第一类消长形式主要由阴阳的对立制约关系所决定，阴盛制阳，表现为阴长阳消；阳盛制阴，表现为阳长阴消；阴衰不能制阳，表现为阴消阳长；阳衰不能制阴，表现为阳消阴长。第二类消长形式由阴阳的互根互用关系所决定，阴虚不能生阳或阳虚不能生阴，表现为阴阳的此消彼亦消；滋阴以生阳或益阳以生阴，表现为阴阳的此长彼亦长。

30. 阴阳转化的内在依据、条件及形式如何？

答：阴阳转化发生的内在根据是阴阳互藏。阴中寓阳，阴才有向阳转化的可能性；阳中藏阴，阳才有向阴转化的可能性。阴阳发生转化的必备条件，是阴阳消长变化发展到"极"的程度，即所谓"物极必反"。正如《素问·阴阳应象大论》中所说的"重阴必阳，重阳必阴，寒极生热，热极生寒"。这里的"重"和"极"就是阴阳转化发生的条件。阴阳转化既可以表现为渐变形式，又可以表现为突变形式。一年四季之中的寒暑交替、一天之中的昼夜转化等，即属于"渐变"的形式；夏季酷热天气的骤冷和下冰雹，急性热病中由高热突然转为体温下降、四肢厥冷等，即属于"突变"的形式。

31. 何谓"阴阳自和"？其对自然界和人体有何意义？

答：阴阳自和，是指阴阳双方自动维持和自动恢复其协调平衡状态的能力和趋势。阴阳自和是维持事物或现象协调发展的内在机制。中医学运用阴阳自和理论来说明人体阴阳自动协调促使病势向愈和机体恢复健康的内在机制。阴阳自和是阴阳的深层次运动规律，它可以揭示人体疾病自愈的内在变化机制。

32. 何谓阴阳平衡？有何意义？

答：所谓阴阳平衡，是指阴阳双方在相互斗争、相互作用中处于大体均势的状态，即阴阳协调和相对稳定状态。这种平衡，是动态的常域平衡。阴阳双方维持动态常域平衡的关系，在自然界标志着气候的正常变化，四时寒暑的正常更替；在人体标志着生命活动的稳定、有序、协调。

33. 为什么说"人生有形，不离阴阳"？

答：因为人体是一个有机整体，组成人体的脏腑经络形体组织，既是有机联系的，又都可以根据其所在部位、功能特点划分为相互对立的阴阳两个部分。如以人体内外而言，则体表为阳，体内为阴；以内脏而言，则五脏为阴，六腑为阳；以气血而言，则气为阳，血为阴；五脏中心为阳中之阳，肺为阳中之阴，脾为阴中之至阴，肝为阴中之阳，肾为阴中之阴等。故《素问·宝命全形论》说："人生有形，不离阴阳。"

34. 人体五脏阴阳是怎样划分的？

答：脏腑分阴阳，则五脏属里，藏精气而不泻，故为阴；六腑属表，传化物而不藏，故为阳。五脏再分阴阳，则心肺居于上属阳，心属火，主温通，为阳中之阳；肺属金，主肃降，为阳中之阴。肝、脾、肾居于下属阴，肝属木，主升发，为阴中之阳；肾属水，主闭藏，为阴中之阴；脾属土，居中焦，为阴中之至阴。

35. 如何运用阴阳理论阐释人体的病理变化？

答：阴阳学说认为，人体的正常生命活动，是阴阳两个方面保持着对立统一的协调关系的结果。疾病的发生，是阴阳出现偏盛、偏衰、互损，协调平衡关系遭到破坏的结果。因此，阴阳学说用阴阳偏盛、阴阳偏衰、阴阳互损等来概括疾病的病理变化。阴阳偏盛的基本病理变化是：阴盛则寒，阴盛则阳病；阳盛则热，阳盛则阴病。阴阳偏衰的基本病理变化是：阴虚则热；阳虚则寒。由于阴阳之间存在着互根互用的关系，当阴阳偏衰到一定程度时，就会出现阴损及阳、阳损及阴的病理变化，终致阴阳两虚。

36. 如何运用阴阳学说指导中医诊断疾病？

答：《素问·阴阳应象大论》说："善诊者，察色按脉，先别阴阳。"这说明在临床诊断疾病过程中，将望、闻、问、切四诊所搜集的各种资料，包括症状和体征，以阴阳理论辨析其阴阳属性是非常重要的。如色泽分阴阳：色泽鲜明者为病属于阳；色泽晦暗者为病属于阴。呼吸气息、声音区别阴阳属性：语声高亢洪亮、多言而躁动者，多属实，属热，为阳；语声低微无力、少语而沉静者，多属虚、属寒，为阴。呼吸微弱，多属于阴证；呼吸声高气粗，多属于阳证。此外，辨脉之部位、动态、至数、形状也可以分辨病证的阴阳属性。

37.怎样运用阴阳理论概括分析各种证候？

答：确定证候是中医学诊断疾病的核心，而辨别阴证、阳证又是诊断疾病的重要原则，在临床诊断疾病中具有重要意义。如八纲辨证中，表证、热证、实证属阳；里证、寒证、虚证属阴。在脏腑辨证中，脏腑精气阴阳失调无外乎阴阳两大类。总之，只有分清阴阳，才能抓住疾病的本质，做到执简驭繁。

38.如何运用阴阳学说指导确定治疗原则？

答：恢复阴阳的协调和平衡，是治疗疾病的基本原则之一。故《素问·阴阳应象大论》说："谨察阴阳所在而调之，以平为期。"

阴阳偏盛的治疗原则："实则泻之"，即"损其有余"。具体而言，阳偏盛的实热证采用"热者寒之"的治疗方法；阴偏盛的实寒证采用"寒者热之"的治疗方法。

阴阳偏衰的治疗原则："虚则补之"，即"补其不足"。具体而言，阴偏衰的虚热证，当滋阴制阳，用"壮水之主，以制阳光"的治法，《内经》称之为"阳病治阴"；阳偏衰的虚寒证，当扶阳抑阴，用"益火之源，以消阴翳"的治法，《内经》称之为"阴病治阳"。

阴阳互损的治疗原则：阴阳互损导致阴阳两虚，故采用阴阳双补的治疗原则。阴损及阳当补阴为主，兼以补阳；阳损及阴当补阳为主，兼以补阴。

39. 如何运用阴阳理论来概括分析药物的性味及功能？

答：中药的性能，主要依据药物的四气、五味和升降浮沉而定。四气中的寒凉属阴，温热属阳；五味中的辛甘（淡）属阳，酸苦咸属阴；升降浮沉中的升浮属阳，沉降属阴。

40. 如何理解"春夏养阳，秋冬养阴"？有何临床意义？

答："春夏养阳，秋冬养阴"是养生防病的一条重要原则。临床根据这一原则，对"能夏不能冬"的阳虚阴盛体质者，夏用温热之药预培其阳，则冬季不易发病；对"能冬不能夏"的阴虚阳亢体质者，冬用凉润之品预养其阴，则夏季不易发病。此即所谓"冬病夏治""夏病冬养"之法。

41. 何谓五行学说？其基本观点是什么？

答：五行学说是研究木火土金水五行的概念、特性、生克制化乘侮规律，并用以阐释宇宙万物的发生、发展、变化及其相互关系的一种古代哲学思想，属于中国古代唯物论和辩证法范畴。其基本观点是：宇宙间的一切事物都是由木火土金水五种基本物质所构成的，自然界各种事物和现象的发展变化，都是这五种物质不断运动和相互作用的结果。

42.《尚书·洪范》所言五行各自的特性是什么？

答：五行的特性是：木曰曲直，火曰炎上，土爰稼穑，金曰从革，水曰润下。

43.何谓"取象比类法"？举例说明之。

答："取象"，即是从事物的形象(形态、作用、性质)中找出能反映本质的特有征象；"比类"，即是以五行各自的抽象属性为基准，与某种事物所特有的征象相比较，以确定其五行归属。事物或现象的某一特征与木的特性相类似，如以方位配五行：如日出东方，与木升发特性相类似，故东方归属于木；如北方寒冷，与水之特性相类似，故北方归属于水；其他以此类推。

44.何谓"推演络绎法"？举例说明之。

答：推演络绎法是根据已知的某些事物的五行归属，推演归纳其他相关的事物，从而确定这些事物的五行归属。例如，已知肝属木，由于肝合胆、主筋，其华在爪，开窍于目，因此可推演络绎胆、筋、爪、目皆属于木。同理，心属火，则小肠、脉、面、舌与心有关，故亦属于火。

45. 何谓"生我""我生""克我""我克"？举例说明之。

答："生我""我生""克我""我克"，是五行生克关系中用以说明其中一行与其他四行的联系方式。从五行相生关系来说，每一行都有两行与其相联系，即"生我"与"我生"，以木为例，则"生我"者为水，"我生"者为火，《难经》称"生我"者为母，"我生"者为子。从五行相克关系来说，每一行都有两行与其相联系，即"克我"与"我克"。仍以木为例，则"克我"者为金，"我克"者为土。《内经》中称"克我"者为"所不胜"，"我克"者为"所胜"。

46. 何谓"五行胜复"？其规律如何？

答：五行胜复，是指五行中的一行亢盛（胜气），则引起其所不胜（复气）的报复性制约，从而使五行之间复归于协调和稳定。五行胜复的规律是"有胜则复"。五行中一行亢盛，则按相克次序克制，引起其所不胜（复气）旺盛，以制约该行的亢盛，使之复归于常。如以木行亢盛为例，木旺克土引起土衰，土衰则制水不及而致水盛，水盛克火而使火衰，火衰则制金不及而致金旺，金旺则克木，使木行亢盛得以平复。

47. 何谓"五行制化"？其规律如何？

答：五行制化，是指五行之间既相互资生，又相互制约，维持平衡协调，推动事物间稳定有序的变化与发展。五行制化的规律是木生火，火生土，而木又克土；火生土，土生金，而火又克金；土生金，金生水，土又克水；水生木，木生火，而水又克火。如此循环往复。

48. 何谓所胜与所不胜？

答：在五行相克关系中，任何一行都存在着"克我"和"我克"的关系，"克我"者为我所不胜，"我克"者为我所胜。

49. 何谓五行相乘？其次序和原因如何？

答：五行相乘，是指五行中一行对其所胜行的过度制约或克制，又称"倍克"。五行相乘的次序与相克相同，即木乘土，土乘水，水乘火，火乘金，金乘木。

导致五行相乘的原因有二：一是某一行过于亢盛，对其所胜行过度克制，如"木旺乘土"；二是某一行过于虚弱，难以抵御其所不胜行的过度克制，如"土虚木乘"。

50. 何谓五行相侮？其次序和原因如何？

答：五行相侮，是指五行中一行对其所不胜的反向制约和克制，又称"反克"。五行相侮的次序是相克的反向，即木侮金，金侮火，火侮水，水侮土，土侮木。

导致五行相侮的原因有二：一是某一行过于强盛，使原来克制它的一行反受到它的反向克制，如"木亢侮金"；二是某一行过于虚弱，不能制约其所胜的一行，反而被其"反克"，如"土虚水侮"。

51. 何谓"母病及子"？一般规律如何？举例说明之。

答：母病及子是指五行中的某一行异常，累及其子行，导致其母子两行皆异常。母病及子的一般规律是：母脏虚弱，引起子行亦不足，终致母子两行皆不足。如水生木，水为母，木为子。若水不足，不能生木，导致木亦虚弱，终致水竭木枯，母子俱衰。

52. 何谓"子病及母"？一般规律如何？举例说明之。

答：子病及母是指五行中的某一行异常，影响到其母行，终致子母两行皆异常。子病及母的一般规律有两种：一是子行亢盛，引起母行亦亢盛，结果子母两行皆亢盛，一般称为"子病犯母"。如火旺导致木亢，终致木火皆亢。二是子行虚弱，上累母行，引起母行亦不足，终致子母俱不足，一般称为"子盗母气"。如木不足导致水枯，终至木水皆不足。

53. 依据五行相生规律确定的治则和常用治法有哪些？

答：依据五行相生规律确定的治则是补母和泻子，即"虚则补其母，实则泻其子"。依据五行相生规律确

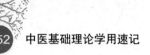

定的治法主要有滋水涵木法、益火补土法、培土生金法、金水相生法四种。

54. 依据五行相克规律确定的治则和常用治法有哪些？

答：依据五行相克规律确定的治则是：抑强和扶弱。抑强，适用于相克太过引起的相乘和相侮；扶弱，适用于不及引起的相乘和相侮。依据五行相克规律确定的治法主要有抑木扶土法、培土制水法、佐金平木法、泻南补北法四种。

55. 五行学说在生理方面的应用可概括为几个方面？

答：五行学说在生理方面的应用，主要可概括三个方面：一是以五行的特性说明五脏的生理功能；二是构建天人一体的五脏环境；三是用五行相生相克关系说明五脏之间既相互资生又相互制约的生理联系。

56. 如何以五行的特性说明五脏的生理特点？

答：五行学说将人体的五脏分别归属于五行，并以五行的特性来说明五脏的生理功能。如肝属木：木曰曲直，枝叶条达，有升发之性；肝性条达，恶抑郁，有疏泄之功。心属火：火曰炎上，有温热之性；心居膈上，有温煦之功。脾属土：土性敦厚，生化万物；脾居中焦，化生气血。肺属金：金性清肃，收敛肃杀；肺性清肃，以降为顺。肾属水：水性滋润，下行闭藏；肾有藏精，主水之功。

57. 如何以五行生克制化理论来阐释五脏之间的生理联系？举例说明之。

答：五行学说将人体的五脏分别归属于五行，并以五行的特性来说明五脏的生理功能。如木有生长、升发、舒畅、条达的特性，肝喜条达而恶抑郁，有疏通气血、调畅情志的功能，故以肝属木；火有温热、向上、明亮的特性，心主血脉以维持体温恒定，心主神明以为脏腑之主，故以心属火；土性敦厚，有生化万物的特性，脾主运化水谷、化生精微以营养脏腑形体，为气血生化之源，故以脾属土；金性清肃、收敛，肺具有清肃之性，以清肃下降为顺，故以肺属金；水具有滋润、下行、闭藏的特性，肾有藏精、主水功能，故以肾属水。

58. 五行生克理论在阐释五脏病变的传变方面有何意义？举例说明之。

答：以五行学说阐释五脏病变的相互传变，可分为相生关系的传变和相克关系的传变两类。相生关系的传变包括母病及子和子病及母两个方面。母病及子，即母脏之病传及子脏。如肾病及肝，即属母病及子；子病及母，是指疾病的传变，从子脏传及母脏。如心病及肝，即是子病及母。相克关系的传变，包括相乘和相侮两个方面。相乘，是相克太过致病。如肝气上逆，影响脾胃的受纳运化功能，出现胸胁苦满，脘腹胀痛、泛酸、泄泻等表现时，称为"木旺乘土"。相侮，是反向克制致病。如肺金本能克制肝木，由于暴怒而致肝火亢盛，肺金不仅无力制约肝木，反遭肝火反向克制，而出现急躁易怒、面红目赤，甚则咳逆上气、咯血等肝木反侮肺金的症状，称为"木火刑金"。

59. 如何以五行生克乘侮理论指导情志病的治疗？

答：人的情志活动，属五脏功能之一，而情志活动异常，又会损伤相应内脏。由于五脏之间存在相克的关系，故人的情志变化也有相互抑制作用。临床上可以运用不同情志变化的相互抑制关系来达到治疗目的。如怒伤肝，悲可以胜怒；喜伤心，恐可以胜喜；思伤脾，怒可以胜思，等等。

60. 五行生克乘侮理论在针灸取穴中有何指导意义？

答：在针灸疗法中，针灸学家将手足十二经近手足末端的井、荥、输、经、合"五输穴"分别配属于木、火、土、金、水五行。在治疗脏腑疾病时，根据不同的病情以五行的生克规律进行选穴治疗。如治疗肝虚证时，根据"虚则补其母"的原则，取肾经的合穴阴谷，或本经合穴曲泉进行治疗。若治疗肝实证，根据"实则泻其子"的原则，取心经荥穴少府，或本经荥穴行间治疗，以达到补虚泻实，恢复脏腑正常功能之效。

61. 如何运用五行生克理论指导控制疾病的传变？

答：根据五行生克乘侮理论，五脏中一脏有病，可以传及其他四脏而发生传变。如肝有病可以影响到心、肺、脾、肾等脏。心、肺、脾、肾有病也可以影响肝脏。不同脏腑的病变，其传变的规律不同。因此，临床治疗时除对所病本脏进行治疗之外，还要根据其传变规律，治疗其他脏腑，以防止其传变。如肝气太过，或郁结或上逆，木亢则乘土，病将及脾胃，此时应在疏肝、平肝的基础上，预先培补脾气，使肝气得平，脾气得健，则肝病不得传于脾。如《难经·七十七难》所说："见肝之病，则知肝当传之于脾，故先实其脾气。"

62. 简述中土五行在中医学中的意义。

（1）构建四时五脏理论体系。

（2）构建脾胃居中，斡旋和调节四脏之气升降运动的气机运行模式。

（3）在临床上强调调理中土脾胃的重要意义。

【拓展记忆】

1. 阴阳者，数之可十，推之可百，数之可千，推之可万，万之大，不可胜数，然其要一也。（《素问·阴阳

离合论》)

2. 谨察阴阳所在而调之，以平为期。(《素问·至真要大论》)

3. 气有余，则制己所胜而侮所不胜；其不足，则己所不胜侮而乘之，己所胜，轻而侮之。(《素问·五运行大论》)

4. 然其卒发者，不必治于传，或其传化有不以次。(《素问·玉机真藏论》)

5. 天温日明，则人血淖液而卫气浮，故血易泻，气易行；天寒日阴，则人血凝泣而卫气沉。(《素问·八正神明论》)

6. 天地之大纪，人神之通应也。(《素问·至真要大论》)

7. 见其色而不得其脉，反得其相胜之脉，则死矣；得其相生之脉，则病已矣。(《灵枢·邪气藏府病形》)

8. 夫五运阴阳者，天地之道也，万物之纲纪，变化之父母，生杀之本始，神明之府也，可不通乎！故物生谓之化，物极谓之变，阴阳不测谓之神，神用无方谓之圣。鬼臾区曰：臣稽考《太始天元册》文曰：太虚寥廓，肇基化元，万物资始，五运终天，布气真灵，揔统坤元，九星悬朗，七曜周旋，曰阴曰阳，曰柔曰刚，幽显既位，寒暑弛张，生生化化，品物咸章……帝曰：上下相召奈何？ 鬼臾区曰：寒暑燥湿风火，天之阴阳也，三阴三阳上奉之。木火土金水，地之阴阳也，生长化收藏下应之。天以阳生阴长，地以阳杀阴藏。天有阴阳，地亦有阴阳。木火土金水火，地之阴阳也，生长化收藏。故阳中有阴，阴中有阳。……动静相召，上下相临，阴阳相错，而变由生也。(《素问·天元纪大论》)

9.黄帝曰：阴阳者，天地之道也，万物之纲纪，变化之父母，生杀之本始，神明之府也，治病必求于本。故积阳为天，积阴为地。阴静阳躁，阳生阴长，阳杀阴藏。阳化气，阴成形。寒极生热，热极生寒。寒气生浊，热气生清，清气在下，则生飧泄，浊气在上，则生䐜胀。此阴阳反作，病之逆从也。故清阳为天，浊阴为地。地气上为云，天气下为雨，雨出地气，云出天气。故清阳出上窍，浊阴出下窍；清阳发腠理，浊阴走五藏；清阳实四支，浊阴归六府。水为阴，火为阳，阳为气，阴为味。味归形，形归气，气归精，精归化。精食气，形食味，化生精，气生形。味伤形，气伤精，精化为气，气伤于味。阴味出下窍，阳气出上窍。味厚者为阴，薄为阴之阳；气厚者为阳，薄为阳之阴。味厚则泄，薄则通。气薄则发泄，厚则发热。壮火之气衰，少火之气壮，壮火食气，气食少火，壮火散气，少火生气。气味，辛甘发散为阳，酸苦涌泄为阴。阴胜则阳病，阳胜则阴病，阳胜则热，阴胜则寒。重寒则热，重热则寒。寒伤形，热伤气，气伤痛，形伤肿。故先痛而后肿者，气伤形也；先肿而后痛者，形伤气也。天有四时五行，以生长收藏，以生寒暑燥湿风。人有五藏化五气，以生喜怒悲忧恐。故喜怒伤气，寒暑伤形。暴怒伤阴，暴喜伤阳。厥气上行，满脉去形。喜怒不节，寒暑过度，生乃不固。故重阴必阳，重阳必阴。故曰：冬伤于寒，春必温病；春伤于风，夏生飧泄；夏伤于暑，秋必痎疟；秋伤于湿，冬生咳嗽。

帝曰：余闻上古圣人，论理人形，列别藏府，端络经脉；会通六合，各从其经；气穴所发，各有处名；溪谷属骨，皆有所起；分部逆从，各有条理；四时阴阳，尽有经纪；外内之应，皆有表里，其信然乎？岐伯对曰：东方生风，风生木，木生酸，酸生肝，肝生筋，筋生心，肝主目。其在天为玄，在人为道，在地为化，化生五味，道生智，玄生神。神在天为风，在地为木，在体为筋，在藏为肝，在色为苍，在音为角，在声为呼，在变动为握，在窍为目，在味为酸，在志为怒。怒伤肝，悲胜怒；风伤筋，燥胜风；酸伤筋，辛胜酸。南方生热，热生火。火生苦，苦生心，心生血，血生脾，心主舌。其在天为热，在地为火，在体为脉，在藏为心，在色为赤，在音为徵，在声为笑，在变动为忧，在窍为舌，在味为苦，在志为喜。喜伤心，恐胜喜；热伤气，寒胜热；苦伤气，咸胜苦。中央生湿，湿生土，土生甘，甘生脾，脾生肉，肉生肺，脾主口，其在天为湿，在地为土，在体为肉，在藏为脾，在色为黄，在音为宫，在声为歌，在变动为哕，在窍为口，在味为甘，在志为思。思伤脾，怒胜思；湿伤肉，风胜湿；甘伤肉，酸胜甘。西方生燥，燥生金，金生辛，辛生肺，肺生皮毛，皮毛生肾，肺主鼻。其在天为燥，在地为金，在体为皮毛，在藏为肺，在色为白，在音为商，在声为哭，在变动为咳，在窍为鼻，在味为辛，在志为忧。忧伤肺，喜胜忧，热伤皮毛，寒胜热，辛伤皮毛，苦胜辛。北方生寒，寒生水，水生咸，咸生肾，肾生骨髓，髓生肝，肾主耳。其在天为寒，在地为水，在体为骨，在藏为肾，在色为黑，在音为羽，在声为呻，在变动为栗，在窍为耳，在味为咸，在志为恐。恐伤肾，思胜恐；寒伤血，燥胜寒；咸伤血，甘胜咸。风胜则动，热胜则肿，燥胜则干，寒胜则浮，湿胜则濡泻。故曰：天地者，万物之上下也；阴阳者，血气之男女也；左右者，阴阳之道路也；水火者，阴阳之征兆也；阴阳者，万物之能始也。故曰：阴在内，阳之守也；阳在外，阴之使也。

　　帝曰：法阴阳奈何？岐伯曰：阳胜则身热，腠理闭，喘粗为之俯仰，汗不出而热，齿干以烦冤，腹满死，能冬不能夏。阴胜则身寒，汗出，身常清，数慄而寒，寒则厥，厥则腹满死，能夏不能冬。此阴阳更胜之变，病之形能也。帝曰：调此二者奈何？岐伯曰：能知七损八益，则二者可调，不知用此，则早衰之节也。年四十，而阴气自半也，起居衰矣；年五十，体重，耳目不聪明矣；年六十，阴痿，气大衰，九窍不利，下虚上实，涕泣俱出矣。故曰：知之则强，不知则老，故同出而名异耳。智者察同，愚者察异，愚者不足，智者有余，有余则耳目聪明，身体轻强，老者复壮，壮者益治。是以圣人为无为之事，乐恬淡之能，从欲快志于虚无之守，故寿命无穷，与天地终，此圣人之治身也。

天不足西北，故西北方阴也，而人右耳目不如左明也。地不满东南，故东南方阳也，而人左手足不如右强也。帝曰：何以然？岐伯曰：东方阳也，阳者其精并于上，并于上则上明而下虚，故使耳目聪明而手足不便也。西方阴也，阴者其精并于下，并于下则下盛而上虚，故其耳目不聪明而手足便也。故俱感于邪，其在上则右甚，在下则左甚，此天地阴阳所不能全也，故邪居之。故天有精，地有形，天有八纪，地有五理，故能为万物之父母。清阳上天，浊阴归地，是故天地之动静，神明为之纲纪，故能以生长收藏，终而复始。惟贤人上配天以养头，下象地以养足，中傍人事以养五藏。天气通于肺，地气通于嗌，风气通于肝，雷气通于心，谷气通于脾，雨气通于肾。六经为川，肠胃为海，九窍为水注之气。以天地为之阴阳，阳之汗，以天地之雨名之；阳之气，以天地之疾风名之。暴气象雷，逆气象阳。故治不法天之纪，不用地之理，则灾害至矣。故邪风之至，疾如风雨，故善治者治皮毛，其次治肌肤，其次治筋脉，其次治六府，其次治五藏。治五藏者，半死半生也。故天之邪气，感则害人五藏；水谷之寒热，感则害于六府；地之湿气，感则害皮肉筋脉。

故善用针者，从阴引阳，从阳引阴，以右治左，以左治右，以我知彼，以表知里，以观过与不及之理，见微得过，用之不殆。善诊者，察色按脉，先别阴阳。审清浊，而知部分；视喘息，听声音，而知所苦；观权衡规矩，而知病所主；按尺寸，观浮沉滑涩，而知病所生。以治无过，以诊则不失矣。故曰：病之始起也，可刺而已，其盛，可待衰而已。故因其轻而扬之，因其重而减之，因其衰而彰之。形不足者，温之以气；精不足者，补之以味。其高者，因而越之；其下者，引而竭之；中满者，泻之于内；其有邪者，渍形以为汗；其在皮者，汗而发之；其慓悍者，按而收之；其实者，散而泻之。审其阴阳，以别柔刚。阳病治阴，阴病治阳，定其血气，各守其乡，血实宜决之，气虚宜掣引之。（《素

问·阴阳应象大论》)

10.故阳气者,一日而主外,平旦人气生,日中而阳气隆,日西而阳气已虚,气门乃闭。……阴者,藏精而起亟也;阳者,卫外而为固也。阴不胜其阳,则脉流薄疾,并乃狂;阳不胜其阴,则五藏气争,九窍不通。……阴阳之要,阳密乃固,两者不和,若春无秋,若冬无夏,因而和之,是谓圣度。故阳强不能密,阴气乃绝,阴平阳秘,精神乃治,阴阳离决,精气乃绝。(《素问·生气通天论》)

11.帝曰:其升降何如? 岐伯曰:气之升降,天地之更用也。帝曰:愿闻其用何如? 岐伯曰:升已而降,降者谓天;降已而升,升者谓地。天气下降,气流于地;地气上升,气腾于天。故高下相召,升降相因,而变作矣。岐伯曰:成败倚伏生乎动,动而不已,则变作矣。帝曰:有期乎? 岐伯曰:不生不化,静之期也。帝曰:不生化乎? 岐伯曰:出入废则神机化灭,升降息则气立孤危。故非出入,则无以生长壮老已;非升降,则无以生长化收藏。是以升降出入,无器不有。故器者生化之宇,器散则分之,生化息矣。故无不出入,无不升降,化有大小,期有近远,四者之有,而贵常守,反常则灾害至矣。亢则害,承乃制,制则生化,外列盛衰,害则败乱,生化大病。(《素问·六微旨大论》)

12.烦气为虫，精气为人。(《淮南子·精神训》)

13.地者，万物之本原，诸生之根菀也。……人，水也。男女精气合而水流形。……水者，何也？万物之本原也，诸生之宗室也。(《管子·水地》)

14.天地氤氲，万物化醇；男女构精，万物化生。(《周易·系辞下》)

15.夫天地之气，不失其序。……阳伏而不能出，阴迫而不能烝，于是有地震。(《国语·周语上》)

16.道生一，一生二，二生三，三生万物。万物负阴而抱阳，冲气以为和。(《道德经·四十二章》)

17.天地者，形之大者也；阴阳者，气之大者也。(《庄子·则阳》)

18.天地合而万物生，阴阳接而变化起。(《荀子·礼论》)

19.宇宙生气，气有涯垠。清阳者薄靡而为天，重浊者凝滞而为地。(《淮南子·天文训》)

20.元者，为万物之本。(《春秋繁露·重政》)

21.天地感而万物化生。(《周易·咸象》)

22.太虚无形，气之本体，其聚其散，变化之客形尔。……太虚不能无气，气不能不聚为万物，万物不能不散而为太虚。(《正蒙·太和》)

23.人与天地相参也，与日月相应也。(《灵枢·岁

露》)

24.类同则召,气同则合,声比则应。(《吕氏春秋·应同》)

25.人之生也,天出其精,地出其形,合此以为人。和乃生,不和不生。(《管子·内业》)

26.夫人生于地,悬命于天,天地合气,命之曰人。(《素问·宝命全形论》)

27.人之所以生者,精气也,死而精气灭。能为精气者,血脉也。……气之生人,犹水之为冰也。水凝为冰,气凝为人。……阴阳之气,凝而为人;年终寿尽,死还为气。(《论衡·论死》)

28.人之生,气之聚也。聚则为生,散则为死。……通天下一气耳。(《庄子·知北游》)

29.有气则生,无气则死,生者以其气。(《管子·枢言》)

30.春秋冬夏,阴阳之推移也;时之短长,阴阳之利用也;日夜之易,阴阳之化也。(《管子·乘马》)

31.阳至而阴,阴至而阳,日困而还,月盈而匡。(《国语·越语》)

32.天有六气,降生五味,发为五色,徵为五声,淫生六疾。六气曰阴、阳、风、雨、晦、明也。分为四时,序为五节,过则为灾。阴淫寒疾,阳淫热疾,风淫

末疾，雨淫腹疾，晦淫惑疾，明淫心疾。(《左传·昭公元年》)

33.易有太极，是生两仪，两仪生四象，四象生八卦。(《周易·系辞上》)

34.是故冬至四十五日，阳气微上，阴气微下；夏至四十五日，阴气微上，阳气微下。(《素问·脉要精微论》)

35.阳气根于阴，阴气根于阳，无阴则阳无以生，无阳则阴无以化。(王冰注《素问·生气通天论》)

36.至阴肃肃，至阳赫赫，肃肃出乎天，赫赫发乎地，两者交通成和，而物生焉。(《庄子外篇·田子方》)

37.天本阳也，然阳中有阴；地本阴也，然阴中有阳，此阴阳互藏之道。(《类经·运气类》)

38.以精气分阴阳，则阴阳不可离；以寒热分阴阳，则阴阳不可混。(《景岳全书·补略》)

39.天地之气，莫大于和。和者，阴阳调。…… 阴阳相接，乃能成和。(《淮南子·氾论训》)

40.背为阳，阳中之阳，心也；背为阳，阳中之阴，肺也。腹为阴，阴中之阴，肾也；腹为阴，阴中之阳，肝也；腹为阴，阴中之至阴，脾也。(《素问·金匮真言论》)

41.人生有形，不离阴阳。(《素问·宝命全形论》)

42.阴阳匀平，以充其形，九候若一，命曰平人。夫邪之生也，或生于阴，或生于阳。其生于阳者，得之风雨寒暑；其生于阴者，得之饮食居处，阴阳喜怒。(《素问·调经论》)

43.合而病至，偏害阴阳。(《素问·著至教论》)

44.邪气盛则实，精气夺则虚。(《素问·通评虚实论》)

45.凡诊病施治，必须先审阴阳，乃为医道之纲领。阴阳无谬，治焉有差？医道虽繁，而可以一言蔽之者，曰阴阳而已。故证有阴阳，脉有阴阳，药有阴阳……设能明彻阴阳，则医理虽玄，思过半矣。(《景岳全书·传忠录上·阴阳》)

46.夫四时阴阳者，万物之根本也，所以圣人春夏养阳，秋冬养阴，以从其根，故与万物沉浮于生长之门。逆其根，则伐其本，坏其真矣。(《素问·四气调神大论》)

47.辛甘发散为阳，酸苦涌泄为阴，咸味涌泄为阴，淡味渗泄为阳。(《素问·至真要大论》)

48.鲧堙洪水，汩陈其五行。……五行，一曰水，二曰火，三曰木，四曰金，五曰土。水曰润下，火曰炎上，木曰曲直，金曰从革，土爱稼穑。(《尚书·周书·洪范》)

49. 天生五材，民并用之，废一不可。(《左传·襄公二十七年》)

50. 水火者，百姓之所饮食也；金木者，百姓之所兴作也；土者，万物之所资生，是为人用。……言五者，各有材干也。谓之行者，若在天，则为五气流注；在地，世所行用也。(《尚书正义》)

51. 盖造化之机，不可无生，亦不可无制。无生则发育无由，无制则亢而为害。(《类经图翼·运气上》)

52. 东方青色，入通于肝，开窍于目，藏精于肝，其病惊骇，其味酸，其类草木……是以知病之在筋也。(《素问·金匮真言论》)

53. 邪挟生气而来，则虽进而易退，故为虚邪。……受我之气者，其力方旺，还而相克，其势必甚，故为实邪。……脏气本已相制，而邪气挟其力而来，残削必甚，故为贼邪。……脏气既受制于我，则邪气亦不能深入，故为微邪。(《难经经释》)

54. 五脏各以其时受病……乘秋则肺先受邪，乘春则肝先受之，乘夏则心先受之，乘至阴则脾先受之，乘冬则肾先受之。(《素问·咳论》)

55. 望而知之谓之神，闻而知之谓之圣，问而知之谓之工，切脉而知之谓之巧。何谓也？然：望而知之者，望见其五色，以知其病。闻而知之者，闻其五音，

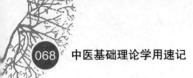

以别其病。问而知之者，问其所欲五味，以知其病所起所在也。切脉而知之者，诊其寸口，视其虚实，以知其病，病在何脏腑也。(《难经·六十一难》)

56. 肝青心赤，脾脏色黄，肺白肾黑，五脏之常。脏色为主，时色为客。春青夏赤，秋白冬黑，长夏四季，色黄常则。客胜主善，主胜客恶。(《医宗金鉴·四诊心法要诀》)

57. 所谓治未病者，见肝之病，则知肝当传之与脾，故先实其脾气，无令得受肝之邪，故曰治未病焉。(《难经·七十七难》)

58. 虚则补其母，实则泻其子。(《难经·六十九难》)

59. 天地之道，以阴阳二气而造化万物；人生之理，以阴阳二气而养百骸。(《类经附翼·医易义》)

60. 中也者，天下之大本也；和也者，天下之达道也。致中和，天地位焉，万物育焉。(《礼记·中庸》)

第二章
精气血津液神

【知识要览】

第一节　精

一、人体之精的基本概念

禀受于父母的生命物质与后天水谷精微相融合而形成的精华物质。

1. 狭义之精：具有繁衍后代作用的生殖之精。

2. 广义之精：人体之内的血、津液、髓以及水谷精微等一切精微物质。

二、人体之精的代谢

（一）精的生成：先天之精禀受于父母。后天之精来源于水谷，经过脏腑的气化而形成。

（二）精的贮藏与施泄

1. 贮藏：分藏于脏腑，主藏于肾。

2. 施泄：生殖之精有度排泄以繁衍生命；分藏于脏腑之精，濡养脏腑，化气激发和调控各脏腑的机能。

三、人体之精的功能

①繁衍生命；②濡养脏腑；③化血；④化气；⑤化神；⑥抗邪作用。

四、人体之精的分类

1. 按其来源分为：先天之精与后天之精。

2. 依分布部位分为：脏腑之精。

3. 以其特殊功能分为：生殖之精。

第二节　气

一、基本概念

气是构成人体和维持人体生命活动的基本物质。其活力强、运行不息。

二、气的生成

以先天之精为基础，与后天自然界清气及水谷之气相融合，通过脾、肾、肺等脏腑的综合协调作用而生成。

三、气的运动与气化

（一）气的运动：气的运动称为气机。基本形式是升降出入。气的运动是人体生命活动的根本。

（二）气化：气的运动而产生的各种变化。是生命的基本特征之一。

四、气的功能

（一）推动作用：人体一切功能活动都要靠气的激发与推动。

（二）温煦作用："气主煦之"。体温的恒定、脏腑机能的稳定发挥及精血津液有序的运行输布代谢，都与阳气的温煦作用密切相关。

（三）防御作用：护卫肌表，防御外邪，促进康复。

（四）固摄作用：固摄液态物质，防止无故丢失。

（五）中介作用：指气能感应传导信息以维系机体的整体联系。

五、气的分类

（一）人身之气：与脏腑功能相联系，维持正常生命活动。

（二）元气、宗气、营气、卫气

1. 元气：人体生命活动的原动力，是人体最根本、最重要的气。生成于肾，补充于脾胃化生的水谷之精。以三焦为通路，循行全身。

2. 宗气：由谷气与自然界清气在胸中结合而成。宗气积聚之处称"气海"（上气海），又名膻中。 功能：走息道推动呼吸，贯注心脉推动血行，下行于脐下丹田以资先天元气。

3. 营气：行于脉中而具有营养作用的气。化生血液，又称"营血""营阴""荣气"。

4. 卫气：行于脉外而具有保护作用的气。防御外邪、温养全身、调控腠理。又称"卫阳"。

（三）脏腑之气、经络之气：从脏腑与经络的作用来阐发气。

第三节　血

一、血的基本概念

循行于脉中富有营养的红色液态物质。

二、血的生成

血由营气和津液组成。肾精和水谷之精在脏腑功能的配合下而化生。

三、血的运行

血液正常运行需要气的推动与固摄力的协调平衡，心主血脉。心气为推动血行的基本动力。肺朝百脉，助心行血。肝主疏泄，调节血量。脾主统血，肝藏血，防止血逸脉外。肾中元气激发各脏腑之气推动血行。血液正常运行，还需要脉道的完好无损与通畅无阻，同时也与血液的清浊及黏稠状态等因素相关。

四、血的功能

①濡养；②化神。

第四节　津　液

一、津液的基本概念

津液是体内一切正常水液的总称。包括各脏腑形体官窍的内在液体及其正常的分泌物。津，清稀、流动性大，分布于体表皮肤肌肉和孔窍、血脉；液，稠厚、流动性小，分布于骨节、脏腑、脑、髓。

二、津液的代谢

（一）津液的生成：脾胃运化，小肠主液，大肠主津。

（二）津液的输布：脾气散精，肺主行水，肾主津液，肝主疏泄，三焦决渎，膀胱气化等。

（三）津液的排泄：尿，汗液，粪，呼气。

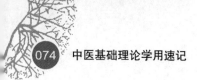

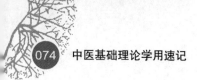

三、津液的功能

滋润濡养，充养血脉，排出代谢废物，调节阴阳平衡。

第五节　神

一、神的基本概念

广义之神，人体生命活动的主宰及其外在表现。狭义之神，精神、意识、思维活动。

二、神的生成

①精气血津液为化神之源；②脏腑精气对外界环境的应答。

三、神的作用

①调节精气血津液的代谢；②调节脏腑的生理功能；③主宰人体的生命活动。

第六节　精气血津液神之间的关系

一、气与血的关系

（一）气为血之帅：气能生血，气能行血，气能摄血。

（二）血为气之母：血能养气，血能载气。

二、气与津液的关系

气能生津，气能行津，气能摄津，津能生气，津能载气。

三、精血津液之间的关系

（一）精血同源：精生血，血化精。同主濡养和化神。

（二）津血同源：同源水谷，相互滋生、相互转化。夺血者无汗，夺汗者无血。

四、精气神之间的关系

人身三宝——精、气、神。三者相互依存、相互为用。

【名词释义】

1. 精：指禀受于父母的生命物质与后天水谷精微相结合而形成的精华物质，是人体生命的本原，是构成和维持人体生命活动的最基本物质。

2. 气：构成人体和维持人体生命活动的、不断运动着的、具有很强活力的极精微物质。

3. 气机调畅：是对气的升降出入运动平衡协调的生理状态的描述。

4. 气机：气的升降出入运动称为气机。

5. 气化：通过气的运动而产生各种变化。具体指人体内精气血津液各自的新陈代谢及其相互转化，是生命的基本特征之一。

6. 气海：指宗气在胸中积聚之处，又称膻中。

7. 血：行于脉中的具有丰富营养的红色液态样物质，是构成人体和维持人体生命活动的基本物质之一。

8. 元气：由肾精化生，是人体生命活动的原动力，是人体最基本、最重要的气，又称原气、真气。

9. 宗气：是由水谷精气与自然界清气相结合而积于胸中的气，有推动血行和促进呼吸等作用，又称动气、大气。

10. 营气：是与血共行于脉中的富有营养的气，又称荣气、营阴。

11. 卫气：是运行于脉外的具有护卫肌表、防御外邪的气，又称卫阳。

12. 荣气：即营气，因其富有营养，能使机体荣润、光泽，故称。

13. 营血：因营气与血共行于脉中，可分而不可离，故常营血并称。

14. 营阴：即营气，因营气清柔和顺，主内守，与卫气相对而言属阴，故称。

15. 卫阳：即卫气，因卫气慓悍滑疾，主卫外，与营气相对而言属阳，故称。

16. 息道：指呼吸的通道，是宗气所过之处。

17. 气街：①气冲穴别名；②经络之气通行的径路；③指腹股沟动脉处。

18. 虚里：又名胃之大络，位于左乳下心尖搏动处，在此可测知宗气的盛衰。

19. 膻中：①指两乳中间的部位，是宗气所聚之处，又称气海；②指心包；③穴位名，在任脉上，两乳头正中。

20. 津液：指机体一切正常水液的总称，是构成人体和维持人体生命活动的基本物质之一，包括津和液两部分。

21. 血府：即脉，因脉为血行之道，有阻遏血液逸出的功能，故称。

22. 谷气：指水谷精气，是人赖以生存的基本要素。

23. 中气：即中焦之气，因脾胃居中焦，故中气主要指脾胃之气。

24. 气逆：指气的上升运动太过或下降运动不及所引起的病理状态。

25. 气陷：指气的下降运动太过或上升运动不及所引起的病理状态。

26. 气滞：指气的运动受阻较甚，在某一局部郁滞不通的病理状态。

27. 气结：指气的出入运动不及而结聚于内，又称气郁。

28. 气机不畅：指气的运动受阻而不畅通。

29. 气闭：指气的外出运动受阻而出现突然闭厥的病理状态。

30. 气脱：指气的外出运动太过以致气不内守而外脱，出现机体功能突然衰竭的病理状态。

31. 脏腑经络之气：是全身之气的组成部分。各脏腑之气和经络之气都有其独特性。某一脏腑或经络的生理功能即是其脏腑或经络之气的运动的具体体现。

32. 水谷悍气：指卫气，其来源于水谷，因其性慓悍滑疾，故称。

33. 津血同源：津液与血液都来源于水谷精微，而且能相互滋生、相互转化，故称。

34. 汗血同源：汗为津液所化，而津液与血同源于水谷精微且相互化生，津血既同源，汗血亦同源。

35. 气主煦之：指阳气有温煦人体的作用，故称。

36. 血主濡之：血有滋润和营养全身的作用，故称。

37. 气为血之帅：是气对血的关系的概括，主要体现在气能生血、行血、摄血三个方面。

38. 血为气之母：是血对气的关系的概括，主要体现在血能载气、养气两个方面。

39. 夺血者无汗：指对于失血或血虚的患者，不宜采用汗法治疗。

40. 夺汗者无血：指对于汗多津伤的患者，不宜采用放血疗法及破血、逐血之峻剂。

41. 精血同源：精与血皆由水谷精微化生，来源相同；彼此之间互相滋生，相互转化，即藏于脏腑中的精可融入血脉中而为血，血脉中的血液输送到脏腑中也可充养脏腑之精。精与血之间的化源相同而又相互资生的关系，称为"精血同源"。

【简要解答】

1. 精的含义是什么？

答：中医理论认为人体之精是生命的本原，是构成和维持人体生命活动的最基本物质。其本始含义仅指繁衍后代的生殖之精，此为狭义之精。从精华、精微的角度出发，人体之内的血、津液、髓以及水谷精微等一切精微物质，均属于精的广义范畴。一般精概念的范畴，仅限于先天之精、水谷之精、生殖之精及脏腑之精，不包含血、津液、髓。

2. 简述人体之精的生成来源。

答：人体之精，由先天之精和后天之精两部分组成。先天之精禀受于父母，是构成生命的原始物质；后天之精来源于水谷，又称"水谷之精"，由脾胃化生。人体之精，以先天之精为本，得后天之精的不断充养，先后天之精相互促进，相互辅助，人体之精则充盛盈满。

3. 人体之精是如何贮藏的？

答：人体之精分藏于五脏，但主要藏于肾中。先天之精主要藏于肾，也有部分藏于其他脏腑中。后天之精源于水谷，化为脏腑之精，部分贮藏于肾中，不断充养先天之精。肾藏精，为"先天之本"，主要依赖肾气的封藏作用，使精藏肾中而不妄泄，保证肾精发挥各种生理功能。

4. 精的施泄形式如何？

答：精的施泄有两种方式：一是分藏于全身各个脏腑中，濡养脏腑，并化气以推动和调控各脏腑的机能；二是化为生殖之精而有度地排泄以繁衍生命。

5. 精有哪些生理功能？

答：①由肾精化生的生殖之精，具有繁衍生命的作用。②精能滋润濡养人体各脏腑形体官窍，使其生理机能得以正常发挥。③精可以转化为血，是血液生成的来源之一。④精可以化生为气，使机体生命活动旺盛。⑤精能化神，精是神化生的物质基础，只有积精，才能全神，这是生命存在的根本保证。⑥精具有保卫机体，御邪抗邪作用。

6.气的生成来源有哪些方面？

答：禀于父母，藏于肾的先天之精气；源于水谷，化生于脾胃的水谷之精气；源于自然界，由肺吸入的自然界之清气。

7.影响气生成的因素有哪些？

答：除与先天禀赋、后天饮食的营养及自然界环境等有关外，主要与肺、脾胃、肾等脏腑的生理功能及其相互间的协调平衡有关。

8.何谓气机？其基本形式是什么？在生理方面如何体现出来？

答：气的运动，称为气机。其基本形式为升、降、出、入四种。人体脏腑、经络等组织器官，都是气升降出入的场所。故气的升降出入只有在脏腑、经络等组织器官的生理活动中，才能得到具体体现。如肺的呼吸功能和宣发肃降，脾气升清，胃气降浊，肾气的蒸腾气化、升清降浊等。

9.怎样理解气化？

答：气化，是指通过气的运动而产生的各种变化。

在中医学中，气化实际上是指人体之气的运动而引起的精、气、血、津液等物质与能量的代谢过程，是生命最基本的特征之一，气化就是体内物质新陈代谢的过程，是物质转化和能量转化的过程。体内精气血津液各自的代谢及其相互转化，是气化的基本形式。具体地说：精、气、血、津液的生成与相互转化；饮食物转化为水谷精微和糟粕；水谷精微化生为气、血、津液；津液转化为汗液、尿液等，均属于气化的体现。

10. 气的生理功能有哪些？

答：①推动作用；②温煦作用；③防御作用；④固摄作用；⑤中介作用。

11. 气的推动作用具体体现在哪些方面？

答：推动作用：①激发和促进人体的生长发育；②激发和促进各脏腑经络的生理功能；③激发和促进精血津液的生成及运行输布；④激发和兴奋精神活动。

12. 气的温煦作用具体体现在哪些方面？

答：气的温煦作用是指阳气通过气化产生热量，使人体温暖，消除寒凉。具体体现在：使人体维持相对恒定的体温；有助于各脏腑、经络、形体、官窍进行正常的生理活动；有助于精血津液的正常施泄、循行和输布。

13.气的防御作用具体体现在哪些方面?

答：气的防御作用具体体现在既能护卫肌表,防御外邪入侵,同时也可以驱除侵入人体内的病邪。气的防御功能正常,则邪气不易入侵;或虽有邪气侵入,也不易发病;即使发病,也易于治愈。气的防御功能决定着疾病的发生、发展和转归。

14.气的固摄作用具体体现在哪些方面?

答：气的固摄作用表现为:① 统摄血液,使其在脉中正常运行,防止其逸出脉外;② 固摄汗液、尿液、唾液、胃液、肠液,控制其分泌量、排泄量和有规律地排泄,防止其过多排出及无故流失;③ 固摄精液,防止其妄加排泄。若气的固摄作用减弱,则有可能导致体内液态物质的大量丢失。

15.元气的组成、分布和功能如何?

答：元气由肾中先天之精气所化生,赖脾胃运化的水谷精气培育而成;元气通过三焦而流行于全身;主要功能是推动人体的生长发育,推动和调控各脏腑经络组织器官的生理功能,推动和调控血、津液、精的运行、输布和代谢,维系着人体的生命进程。

16.宗气的组成、分布和功能如何?

答：宗气由肺吸入的自然界清气和脾胃运化生成的水谷精气结合而成;宗气聚于胸中,贯注于心肺之脉,

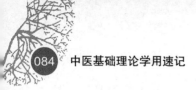

上循咽喉，下行至足；主要功能：一是走息道以行呼吸，二是贯心脉以行气血，三是沿三焦下行资先天元气。

17. 营气的组成、分布和功能如何？

答：营气来源于脾胃运化的水谷精微。水谷之精化为水谷之气，其精华部分化为营气，并进入脉中运行全身，内入脏腑，外达肢节，终而复始，营周不休。营气的生理功能是化生血液和营养全身。

18. 卫气的组成、分布和功能如何？

答：卫气来源于脾胃运化的水谷精微。水谷之精化为水谷之气，其中慓悍滑利部分化生为卫气。卫气运行于脉外，不受脉道的约束，循皮肤之中，分肉之间，熏于肓膜，散于胸腹，内至胸腹脏腑，外而皮肤肌腠，布散全身。卫气有防御外邪、温养全身和调控腠理的生理功能。

19. 营气和卫气有何异同？二者在生理上的联系如何？

答：二者均以脾胃化气的水谷精气为来源。营气为水谷精气中的精华部分所化生，其性柔顺，行于脉中，主内守而属阴；功能：营养全身，化生血液。卫气为水谷精气中的刚悍部分所化生，其性慓疾滑利，行于脉外，主卫外而属阳；功能：温养脏腑，护卫肌表。在生理上，二者阴阳相随，内外相资，运行协调，如环无端，维持正常的腠理开合、相对恒定的体温、昼精夜寐及防御外邪的能力。

20. 气逆和气陷各属气的哪种病理状态？

答：气逆为气的上升运动太过或下降不及的病理状态；气陷为气的上升运动不及或下降太过的病理状态。

21. 气闭和气脱各属气的哪种病理状态？

答：气闭为气不外达而结聚于内较甚，突然出现昏厥的病理状态；气脱为气不内守而外脱，出现机能突然衰竭的病理状态。

22. 直接影响宗气生成的因素是什么？

答：肺的呼吸功能与脾胃的运化功能。

23. 化生血液的物质基础有哪些？直接影响血液生成的因素是什么？

答：水谷精微和肾精是血液化生的基础物质。饮食营养的优劣与脾胃运化功能的强弱，直接影响着血液的化生。

24. 血的生成和运行与哪几脏有关？各起何作用？

答：①血的生成：与脾胃、肾、肝、心、肺有关。脾胃有运化水谷精微的作用，为血液化生之源；肺气、心阳有化赤作用；肾藏精，精髓化血，肾精输于肝，经气化而生血；肝藏血，精血相互转化。②血的运行：与心、肺、肝、脾有关。心主血脉，是血液运行的动力；

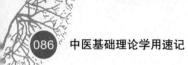

肺朝百脉，有助心行血的作用；脾主统血，能固摄血液在脉中运行而不逸出脉外；肝主疏泄，调畅气机，促进和维持血行正常；肝又主藏血，能防止出血和调节血量。另外，血的正常运行尚需肾气的推动和封藏作用的协调平衡。

25. 所谓"血主濡之"和"血气者，人之神"的主要含义是什么？

答：①这两句话均是对血的主要生理功能的概括，"血主濡之"是指血濡养滋润全身脏腑组织：血沿脉管循行于全身，为全身各脏腑组织器官的功能活动提供营养。全身各部分无一不是在血的濡养作用下发挥其生理功能的。②"血气者，人之神"是指血是人体精神情志活动的主要物质基础：血液与神志活动有密切关系，《内经》说："血者，神气也""血脉和利，精神乃居"。

26. 血的濡养作用体现在哪些方面？

答：面色红润光泽、肌肉的丰满壮实、皮肤和毛发的润泽有华、感觉灵敏和运动的灵活自如、精神充盛饱满、神志清明等。

27. 津与液在生理方面有何区别和联系？

答：二者在性状、分布和功能方面，均存在着一定的区别：津较清稀，流动性较大，主要分布于体表、皮肤、肌肉和孔窍，并能渗注于血脉，对机体起滋润作用。液较稠厚，流动性较小，主要灌注于骨节、脏腑、脑、髓等组织，对机体起濡养作用。津与液的联系是：两者同源于水谷精微，同属于人体正常水液，相互间存在着相互转化的关系。

28. 津液的排泄主要依靠什么途径？

答：主要依靠汗、尿、呼气和粪便等途径。

29. 治疗出血证时，为何应用补气药？

答：因为气能摄血。血液能正常循行于脉中离不开气的固摄作用。脾气充足，发挥统摄作用使血行脉中而不致逸出脉外，从而保证了血液的正常运行及其濡养功能的发挥。如若脾气虚弱，失去统摄，往往导致各种出血病变，因而治疗这些出血病变时，必须用健脾补气方法，益气以摄血。

30. 治疗水肿时，行气与利水法同用，其理论依据是什么？

答：因为气能行津。气是津液在体内正常输布运行的动力，津液的输布、排泄等代谢活动离不开气的推动作用和升降出入的运动。如若气虚，推动作用减弱，气化无力进行，或气机郁滞不畅，气化受阻，都可以引起津液的输布、排泄障碍，并形成痰、饮、水、湿等病理产物，病理上称为"气不行水"。因此，治疗水肿时，常常将利水湿、化痰饮的方法与补气行气法并用。

31. 若津液大量耗损，可出现津枯血燥的病变，其机制如何？

答：因为津血同源。津液是血液的重要组成部分，津血又同源于后天的水谷精微，若因高热伤津，或烧伤引起津液损耗，或阴虚痨热，津液暗耗，均会导致津枯血燥，见心烦、鼻咽干燥、肌肉消瘦，皮肤干燥，或肌肤甲错、皮肤瘙痒或皮屑过多、舌红少津等临床表现。

32. 如何理解中医学理论中的神？

答：中医学中的神是人体生命活动的主宰及其外在总体表现的统称。神的内涵是广泛的，既是一切生理活动、心理活动的主宰，又包括了生命活动外在的体现，其中又将精神、意识、思维活动归纳为狭义之神的范畴，人体五脏功能的协调，精气血津液的贮藏与输布，情志活动的调畅等，都必须依赖神的统帅和调控。中医学的神与古代哲学中的神，有严格的区别。前者是对生命的认识，其产生有对精气等物质的依赖性。

33. 神的生理作用怎样？

答：神是生命活动的主宰，又是生命活动的总体现，对人体生命活动具有重要的调节作用：①能调节精气血津液的代谢；②调节脏腑的生理功能；③主宰人体的生命活动（包括生理和心理活动）。

34.气和血在生理方面的关系如何?

答:气为血之帅:①气能生血,指血的生成,离不开气(营气)和气化作用;②气能行血,气的推动作用是血液运行的动力;③气能摄血,气可固摄血液在脉中运行而不逸出。

血为气之母:①血能载气,血是气的载体,血载气以行;②血能养气,气存血中,血不断地为气提供营养。

35.气与津液的生理关系如何?

答:①气能生津,指气的气化作用是津液化生的动力。②气能行津,指气的运动是津液输布和排泄的动力。如脾气的散精;肺气的宣发肃降;肾气的蒸腾气化、升清降浊;三焦之气的决渎行水等。③气能摄津,指气的固摄作用可以控制津液的分泌量和排泄量。④津能生气,指津液受到各脏腑阳气的升腾气化,可化生为气。⑤津能载气,指气必须依附于津液之中才能存于体内。

36.气不摄津可导致哪些病症?

答:可导致多汗、自汗、漏汗、多尿、尿失禁、流涎、泛吐清水、泄泻滑脱等。

37.怎样理解"精血同源"?

答:精与血都由水谷精微化生和充养,化源相同;

二者之间相互资生，相互转化，都具有濡养和化神等作用，藏于脏腑中的精融入血液中，则化为血。血脉中的血液不断输送到脏腑中充养脏腑之精。肾藏精，肝藏血，精能生血，血可化精，精血之间互相滋生、互相转化的关系称为"精血同源"，又称为"肝肾同源"。

38. 如何理解"津血同源"和"血汗同源"？有何临床意义？

答：津液与血液都源于水谷精微，且二者可以相互滋生、相互转化，故曰"津血同源"。汗为津液所化，汗多则伤津，津伤则血虚，故曰"血汗同源"。临床上病人失血过多时，可见口渴、尿少、皮肤干燥等津液不足之症。因此，对于失血和血虚的病人，不宜用汗法。故《黄帝内经》有"夺血者无汗"，《伤寒论》有"衄家不可发汗"和"亡血家不可发汗"之诫。若津液大量耗损时，不仅渗入脉内的津液不足，甚至脉内的津液亦可渗出于脉外，形成血脉空虚，津枯血燥和津亏血瘀等病变。因此，对于多汗夺津或津液大亏的病人，不可轻易地使用破血、逐血之剂。故《黄帝内经》有"夺汗者无血"的告诫。

39. 试述精、血、津液三者之间的关系。

答：精血津液均来源于先天，而靠后天脾胃化生的水谷之精以滋养补充，三者都是液态物质，与气相对而言，其性质均归属于阴。生理上三者之间存在着相互化生、相互补充的关系。如精血之间相互化生、相互转化称为"精血同源"；津液与血液之间互相渗透、互相转化，称为"津血同源"。病理上三者之间往往互相影响，一荣俱荣，一衰俱衰，临床表现精血亏损和津枯血燥等病理变化。故治疗上常采取"滋补肝肾精血""补血生津润燥"之法。同时有"夺汗者无血，夺血者无汗"之诫。

40. 精与气之间关系如何？

答：精气之间相互依存，相互为用。精可化气，气能生精，精与气之间相互化生。①气能生精摄精，使精充且不无故耗损外泄；②精为气化生的本源，精足则人身之气得以充盛，故精足则气旺，精亏则气衰。

41. 何为人身之"三宝"？三者相互关系如何？为什么称其为三宝？

答：（1）人身之"三宝"即精、气、神。精是生命本原，是构成和维持人体生命活动的最基本物质；气是人体生命活动中极其重要的极精微物质；神是人体生命活动的主宰及其外在总体表现的统称。

（2）相互关系是：①气能生精摄精；②精能化气；③精气化神。

（3）三者之间相互依存、相互为用，共同维持人体正常的生理活动，也是养生防病、延年益寿以及诊断治疗、推测病势的重要理论依据，故称为人身"三宝"。

【拓展记忆】

1. 夫变化之用，天垂象，地成形，七曜纬虚，五行丽地。地者，所以载生成之形类也。虚者，所以列应天之精气也。形精之动，犹根本之与枝叶也。仰观其象，虽远可知也。帝曰：地之为下否乎？岐伯曰：地为人之下，太虚之中者也。帝曰：冯乎？岐伯曰：大气举之也。(《素问·五运行大论》)

2. 太虚寥廓，肇基化元，万物资始，五运终天，布气真灵，揔统坤元，九星悬朗，七曜周旋，曰阴曰阳，曰柔曰刚，幽显既位，寒暑弛张，生生化化，品物咸章。(《素问·天元纪大论》)

3. 故天有精，地有形，天有八纪，地有五里，故能为万物之父母。清阳上天，浊阴归地，是故天地之动静，神明为之纲纪，故能以生长收藏，终而复始。惟圣人上配天以养头，下象地以养足，中傍人事以养五脏。天气通于肺，地气通于嗌，风气通于肝，雷气通于心，谷气通于脾，雨气通于肾。六经为川，肠胃为海，九窍为水注之气。以天地为之阴阳。阳之汗，以天地之雨

名之；阳之气，以天地之疾风名之。暴气象雷，逆气象阳。(《素问·阴阳应象大论》)

4. 出入废，则神机化灭，升降息，则气立孤危。故非出入，则无以生长壮老已；非升降，则无以生长化收藏。是以升降出入，无器不有。(《素问·六微旨大论》)

5. 夫精者，身之本也。故藏于精者，春不病温。(《素问·金匮真言论》)

6. 是故五脏主藏精者也，不可伤。伤则失守而阴虚；阴虚则无气，无气则死矣。(《灵枢·本神》)

7. 黄帝问于岐伯曰：愿闻人之始生，何气筑为基，何立而为楯？何失而死？何得而生？岐伯曰：以母为基，以父为楯，失神者死，得神者生也。黄帝曰：何者为神？岐伯曰：血气已和，荣卫已通，五脏已成，神气舍心，魂魄毕具，乃成为人。(《灵枢·天年》)

8. 黄帝曰：人始生，先成精，精成而脑髓生，骨为干，脉为营，筋为刚，肉为墙，皮肤坚而毛发长，谷入于胃，脉道以通，血气乃行。(《灵枢·经脉》)

9. 天食人以五气，地食人以五味。五气入鼻，藏于心肺，上使五色修明，音声能彰；五味入口，藏于肠胃，味有所藏，以养五气。气和而生，津液相成，神乃自生。(《素问·六节藏象论》)

10. 黄帝曰：营卫之行奈何？伯高曰：谷始入于胃，

其精微者，先出于胃之两焦，以溉五脏，别出两行营卫之道。其大气之抟而不行者，积于胸中，命曰气海，出于肺，循喉咽，故呼则出，吸则入。(《灵枢·五味》)

11. 伯高曰：五谷入于胃也，其糟粕、津液、宗气分为三隧。故宗气积于胸中，出于喉咙，以贯心脉，而行呼吸焉。营气者，泌其津液，注之于脉，化以为血，以荣四末，内注五脏六腑，以应刻数焉。卫气者，出其悍气之慓疾，而先行于四末、分肉、皮肤之间而不休者也。(《灵枢·邪客》)

12. 黄帝曰：营气之道，内谷为宝，谷入于胃，乃传之肺，流溢于中，布散于外，精专者行于经隧，常营无已，终而复始，是谓天地之纪。(《灵枢·营气》)

13. 帝曰：荣卫之气亦令人痹乎？岐伯曰：荣者，水谷之精气也，和调于五藏，洒陈于六府，乃能入于脉也，故循脉上下，贯五藏络六府也。卫者，水谷之悍气也，其气慓疾滑利，不能入于脉也，故循皮肤之中，分肉之间，熏于肓膜，散于胸腹。逆其气则病，从其气则愈。(《素问·痹论》)

14. 胃者，水谷之海，六府之大源也。五味入口，藏于胃，以养五脏气。(《素问·五脏别论》)

15. 水谷皆入于胃，五脏六腑皆禀气于胃。五味各走其所喜，谷味酸，先走肝；谷味苦，先走心；谷味

甘，先走脾；谷味辛，先走肺；谷味咸，先走肾。(《灵枢·五味》)

16.味归形，形归气，气归精，精归化；精食气，形食味，化生精，气生形。味伤形，气伤精；精化为气，气伤于味。(《素问·阴阳应象大论》)

17.胃之大络，名曰虚里，贯鬲络肺，出于左乳下，其动应衣，脉宗气也。盛喘数绝者，则病在中；结而横，有积矣；绝不至曰死。乳之下其动应衣，宗气泄也。(《素问·平人气象论》)

18.卫气者，所以温分肉，充皮肤，肥腠理，司开合者也。(《灵枢·本藏》)

19.其浮气之不循经者为卫气；其精气之行于经者为营气。阴阳相随，外内相贯，如环之无端。(《灵枢·卫气》)

20.人受气于谷，谷入于胃，以传与肺，五脏六腑，皆以受气，其清者为营，浊者为卫，营在脉中，卫在脉外，营周不休，五十而复大会。阴阳相贯，如环无端。卫气行于阴二十五度，行于阳二十五度，分为昼夜，故气至阳而起，至阴而止。(《灵枢·营卫生会》)

21.中焦亦并胃中，出上焦之后，此所受气者，泌糟粕，蒸津液，化其精微，上注于肺脉，乃化而为血，以奉生身，莫贵于此，故独得行于经隧，命曰营气。

（《灵枢·营卫生会》）

22.黄帝曰：夫血之与气，异名同类。何谓也？岐伯答曰：营卫者精气也，血者神气也，故血之与气，异名同类焉。故夺血者无汗，夺汗者无血，故人生有两死，而无两生。（《灵枢·营卫生会》）

23.饮入于胃，游溢精气，上输于脾，脾气散精，上归于肺，通调水道，下输膀胱，水精四布，五经并行。（《素问·经脉别论》）

24.宗气者，动气也。凡呼吸、语言、声音，以及肢体运动，筋力强弱者，宗气之功用也。（《读医随笔·气血精神论》）

25.卫气者，为言护卫周身，温分肉，肥腠理，不使外邪侵犯也。（《医旨绪余·宗气营气卫气》）

26.血和则孙脉先满溢，乃注于络脉，皆盈，乃注于经脉。（《灵枢·痈疽》）

27.血气者，喜温而恶寒，寒则泣不能流，温则消而去之。（《素问·调经论》）

28.膀胱者，州都之官，津液藏焉，气化则能出矣。（《素问·灵兰秘典论》）

29.水谷皆入于口，其味有五，各注其海，津液各走其道。故三焦出气，以温肌肉，充皮肤，为其津；其流而不行者为液。天暑衣厚则腠理开，故汗出，寒留于

分肉之间，聚沫则为痛。天寒则腠理闭，气湿不行，水下留于膀胱，则为溺与气。(《灵枢·五癃津液别》)

30.心为汗，肺为涕，肝为泪，脾为涎，肾为唾，是谓五液。(《素问·宣明五气》)

31.五液：心主汗，肝主泣，肺主涕，肾主唾，脾主涎，此五液所出也。(《灵枢·九针论》)

32.人之哀而泣涕出者，何气使然？岐伯曰：心者，五藏六府之主也；目者，宗脉之所聚也，上液之道也；口鼻者，气之门户也。故悲哀愁忧则心动，心动则五藏六府皆摇，摇则宗脉感，宗脉感则液道开，液道开故泣涕出焉。液者，所以灌精濡空窍者也，故上液之道开则泣。(《灵枢·口问》)

33.廉泉玉英者，津液之道也。(《灵枢·胀论》)

34.故五藏六府之津液，尽上渗于目，心悲气并则心系急，心系急则肺举，肺举则液上溢。夫心系与肺，不能常举，乍上乍下，故咳而泣出矣。(《灵枢·五癃津液别》)

35.阴阳不测谓之神。(《素问·天元纪大论》)

36.帝曰：何谓神？岐伯曰：请言神，神乎神，耳不闻，目明心开而志先，慧然独悟，口弗能言，俱视独见，适若昏，昭然独明，若风吹云，故曰神。(《素问·八正神明论》)

37. 根于中者，命曰神机，神去则机息。根于外者，命曰气立，气止则化绝。(《素问·五常政大论》)

38. 人之血气精神者，所以奉生而周于性命者也。(《灵枢·本藏》)

39. 故生之来谓之精，两精相搏谓之神，随神往来者谓之魂，并精而出入者谓之魄，所以任物者谓之心，心有所忆谓之意，意之所存谓之志，因志而存变谓之思，因思而远慕谓之虑，因虑而处物谓之智。(《灵枢·本神》)

40. 黄帝曰：余闻人有精、气、津、液、血、脉，余意以为一气耳，今乃辨为六名，余不知其所以然。岐伯曰：两神相搏，合而成形，常先身生是谓精。何谓气？岐伯曰：上焦开发，宣五谷味，熏肤充身泽毛，若雾露之溉，是谓气。何谓津？岐伯曰：腠理发泄，汗出溱溱，是谓津。何谓液？岐伯曰：谷入气满，淖泽注于骨，骨属屈伸，泄泽，补益脑髓，皮肤润泽，是谓液。何谓血？岐伯曰：中焦受气，取汁，变化而赤是谓血。何谓脉？岐伯曰：壅遏营气，令无所避，是谓脉。(《灵枢·决气》)

41. 脾为孤藏，中央土以灌四傍，其太过与不及，其病皆何如？岐伯曰：太过则令人四支不举；其不及则令人九窍不通，名曰重强。(《素问·玉机真藏论》)

42. 肾者主水，受五脏六腑之精而藏之。(《素问·上古天真论》)

43. 肾者主蛰，封藏之本，精之处也。(《素问·六节藏象论》)

44. 精不泄，归精于肝而化清血。(《张氏医通·诸血门》)

45. 神者，水谷之精气也。(《灵枢·平人绝谷》)

46. 精气不散，神守不分。(《素问·遗篇·刺法论》)

47. 真气者，所受于天，与谷气并而充身者也。(《灵枢·刺节真邪》)

48. 故谷不入，半日则气衰，一日则气少矣。(《灵枢·五味》)

49. 正气存内，邪不可干。(《素问·遗篇·刺法论》)

50. 邪之所凑，其气必虚。(《素问·评热病论》)

51. 肾两者，非皆肾也。其左者为肾，右者为命门。命门者，诸神精之所舍，原气之所系也；男子以藏精，女子以系胞。(《难经·三十六难》)

52. 三焦者，原气之别使也，主通行三气，经历于五脏六腑。(《难经·六十六难》)

53. 故人之自生至老，凡先天之有不足者，但得后

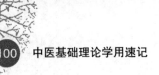

天培养之力，则补天之功，亦可居其强半，此脾胃之气所关于人生者不小。(《景岳全书·论脾胃》)

54.命门为元气之根，为水火之宅，五脏之阴气非此不能滋，五脏之阳气非此不能发。(《景岳全书·传忠录下》)

55.汗发于阴而出于阳。此其根本则由阴中之营气，而其启闭则由阳中之卫气。(《景岳全书·杂证谟·汗证》)

56.人之所有者，血与气耳。(《素问·调经论》)

57.肾藏精，精者，血之所成也。(《诸病源候论·虚劳精血出候》)

58.血乃中焦之汁，流溢于中以为精，奉心化赤而为血。(《侣山堂类辨·辨血》)

59.五脏六腑之血，全赖脾气统摄。(清·沈明宗《金匮要略编注》)

60.故善治血者，不求之有形之血，而求之无形之气。(《温病条辨·治血论》)

61.肝受血而能视，足受血而能步，掌受血而能握，指受血而能摄。(《素问·五藏生成》)

62.血气者，人之神，不可不谨养。(《素问·八正神明论》)

63.血脉和利，精神乃居。(《灵枢·平人绝谷》)

64.凡为七窍之灵，为四肢之用，为筋骨之和柔，为肌肉之丰盛，以至滋脏腑，安神魂，润颜色，充营卫，津液得以通行，二阴得以调畅，凡形质所在，无非血之用也。是以人有此形，惟赖此血，故血衰则形萎，血败则形坏，而百骸表里之属，凡血亏之处，则必随所在而各见其偏废之病。(《景岳全书·血证》)

65.津液本为同类，然亦有阴阳之分。盖津者，液之清者也；液者，津之浊者也。津为汗而走腠理，故为阳；液注骨而补脑髓，故属阴。(《类经·藏象类》)

66.诸湿肿满，皆属于脾。(《素问·至真要大论》)

67.肾者水脏，主津液。(《素问·逆调论》)

68.肾者，胃之关也，关门不利，故聚水而从其类也。上下溢于皮肤，故为胕肿。(《素问·水热穴论》)

69.盖水为至阴，故其本在肾；水化于气，故其标在肺；水惟畏土，故其制在脾。(《景岳全书·肿胀》)

70.天地之动静，神明为之纲纪，故能以生长收藏，终而复始。(《素问·阴阳应象大论》)

71.列星随旋，明暗递熠，四时代御，阴阳大化，风雨博施，万物各得其和以生，各得其养以成，不见其事，而见其功，夫是之谓神。(《荀子·礼论》)

72.心藏神，肺藏魄，肝藏魂，脾藏意，肾藏志。(《素问·宣明五气》)

73. 肝藏血，血舍魂。……脾藏营，营舍意。……心藏脉，脉舍神。……肺藏气，气舍魄。……肾藏精，精舍志。(《灵枢·本神》)

74. 心者，生之本，神之变也。(《素问·六节藏象论》)

75. 人有五脏化五气，以生喜怒悲忧恐。(《素问·阴阳应象大论》)

76. 心气虚则悲，实则笑不休。(《灵枢·本神》)

77. 血有余则怒，不足则恐。(《素问·调经论》)

78. 虽神由精气而生，然所以统驭精气而为运用之主者，则又在吾心之神。(《类经·摄生类》)

79. 得神者昌，失神者亡。(《素问·移精变气论》)

80. 心者，君主之官也，神明出焉。(《素问·灵兰秘典论》)

81. 一身所宝，惟精气神。神生于气，气生于精，精化气，气化神。故精者身之本，气者神之主，形者神之宅也。(《类证治裁·内景综要》)

82. 又人有阴阳，即为血气。阳主气，故气全则神旺；阴主血，故血盛则形强。人生所赖，唯斯而已。(《景岳全书·血证》)

83. 气主煦之，血主濡之。(《难经·二十二难》)

84. 运血者，即是气。(《血证论·阴阳水火气血

论》)

85. 血为气之守。(《血证论·吐血》)

86. 气不得血，则散而无统。(《张氏医通·诸血门》)

87. 五脏之道，皆出于经隧，以行血气，血气不和，百病乃变化而生。(《素问·调经论》)

88. 吐下之余，定无完气。(《金匮要略心典·痰饮》)

89. 夫心主血而藏神者也，肾主志而藏精者也。以先天生成之体质论，则精生气，气生神；以后天运用之主宰论，则神役气，气役精。(《理虚元鉴》)

90. 故能形与神俱，而尽终其天年。(《素问·上古天真论》)

91. 独立守神，肌肉若一，故能寿蔽天地，无有终时。(《素问·上古天真论》)

92. 聚精在于养气，养气在于存神。神之于气，犹母之于子也。故神凝则气聚，神散则气消，若爱惜精气而不知存神，是茹其华而妄其根矣。(《养生三要·存神》)

第三章
藏　象

【知识要览】

第一节　藏象学说概论

一、藏象的基本概念

"藏象"二字，首见于《素问·六节藏象论》；藏与象的关系：以藏定象，以象测藏。

二、藏象学说的形成

解剖、医学、生活、哲学相结合，整体观察，反复验证而形成。

三、藏象学说的特点

以五脏为中心的整体观（五脏功能系统观）；五脏与自然环境的统一性（五脏阴阳时空观）。

四、五脏、六腑与奇恒之腑的生理特点

五脏：藏精气而不泻，满而不能实。六腑：传化物而不藏，实而不能满。奇恒之腑：藏而不泻。

五、脏腑精气阴阳的概念和作用

略。

第二节　五　脏

心

一、主要生理功能

（一）主血脉：心气充沛、血液充盈、脉道通利为基本条件。

（二）藏神：以心主血脉为基础，心为"君主之官"。

二、生理特性

心为阳脏主通明；心火下降助肾阳。

三、联属功能

在体合脉，其华在面，在窍为舌，在志为喜，在液为汗，与小肠相表里。心在五行属火，为阳中之阳，通应于夏气。

肺

一、主要生理功能

（一）主气，司呼吸：包括主呼吸之气和主一身之气。

（二）主行水：指肺气对体内津液的输布、运行和排泄有疏通调节作用。（通调水道）

（三）朝百脉、主治节：助心行血；协助心对全身起治理调节作用。肺为"相傅之官"。

二、生理特性

（一）肺为华盖：宣发卫气，保护诸脏，为"五脏六腑之盖""脏之长"。

（二）肺为娇脏：肺叶娇嫩，肺开窍于鼻而通天气，外合皮毛，易被邪侵。

（三）肺气宣降：向上向外布散气与津液，宣发卫气于体表。向下向内布散气与津液，津液下降为尿液生成之源。

三、联属功能

在体合皮，其华在毛，开窍于鼻，喉为门户，在志为悲（忧），在液为涕，与大肠相表里。肺在五行属金，为阳中之阴，通于秋气。

脾

一、主要生理功能

（一）主运化：脾具有把饮食水谷化为精微，并转输到全身的生理功能。包括两个方面：

1. 运化食物：消化水谷，吸收精微。脾胃为气血生化之源，后天之本。

2. 运化水液：指脾气对水液的吸收、转输和布散功能。

（二）主统血：脾有统摄控制血液在脉内运行，不使其逸出脉外的功能。与脾为气血生化之源密切相关。

二、生理特性

（一）脾气主升：脾宜升则健。①脾将水谷精微上升于心肺、头目。②升举内脏。

（二）脾喜燥恶湿：脾运化水湿而恶湿。太阴湿土，得阳始运。

三、联属功能

在体合肉，其华在唇，开窍于口，在志为思，在液为涎，与胃相表里。脾在五行属土，为阴中之至阴，与长夏之气相通，主四时。

肝

一、主要生理功能

（一）主疏泄：肝具有保持全身气机疏通畅达，通而不滞，散而不郁的作用。

由肝主升、动、散的生理特点所决定。

1. 促进津血输布：气行则血行、津行。

2. 促进脾胃运化和胆汁分泌排泄：土得木则达。

3. 调畅情志：气和则志达。

4. 促进男子排精、女子排卵行经：与情绪调节及肝肾功能协调有关。

（二）主藏血：指肝具有贮藏血液，调节血量及防止出血的功能。肝为"血海"。

1. 贮藏血液：濡养肝及形体官窍；为经血生成之源；化生与涵养肝气；化生和濡养魂。

2. 调节血量：随气候、运动、情绪等因素，与肝的疏泄协同调节。

3. 防止出血：肝气充足而收摄；肝气调畅不亢逆；肝阴凝敛血归藏。

二、生理特性

"人之生机系于肝""肝者，将军之官，谋虑出焉"。

1.肝为刚脏，体阴而用阳。

2.肝气升发，喜条达而恶抑郁。

三、联属功能

在体合筋，其华在爪，在窍为目，在志为怒，在液为泪，与胆相表里。肝在五行属木，为阴中之阳，其性刚，为刚脏，主升发，通于春气。

肾

一、主要生理功能

（一）主藏精：指肾具有贮存、封藏精气的生理功能（肾的最根本的功能）。先天之精、后天之精藏于肾，发挥其生理效应而不无故流失，以完成肾本脏及调节各脏功能的作用。

1. 主生长发育和生殖：指肾精及其所化肾气具有促进人体生长发育和生殖功能的作用。

2. 推动和调控脏腑气化：肾精、肾气及其分化的肾阴、肾阳是一身阴阳之根本，二者互根互制，协调共济。

3. 主生髓化血。

4. 主抵御外邪。

（二）主水：指肾气具有主司和调节全身水液代谢

的功能。

1.肾气对参与津液代谢脏腑的促进作用。

2.肾气的生尿和排尿作用。

（三）主纳气：指肾气具有摄纳肺所吸入的清气，保持吸气深度，防止呼吸表浅的作用。

二、生理特性

1.主蛰守位：藏精纳气主生殖，相火潜藏不上僭。

2.肾气上升：肾阳鼓动肾阴化肾气，与上部心气交感互济。

三、联属功能

在体合骨、其华在发，在窍为耳及二阴，在志为恐，在液为唾，与膀胱相表里。肾在五行属水，为阴中之阴，通于冬气。"肾者，作强之官，伎巧出焉。"

第三节 六 腑

胆

一、主要生理功能

（一）贮藏和排泄胆汁：胆汁（又称"精汁"）由肝精气所化，贮藏于胆。胆为"中精之府"。

（二）主决断：胆性刚直、果敢，与人的勇怯、胆量有关。胆为"中正之官，决断出焉"。

二、胆为奇恒之腑

1. 为空腔器官，与肝相表里——为六腑之一。

2. 内藏精汁，不直接受纳水谷——为奇恒之腑之一。

胃

一、主要生理功能

1. 主受纳水谷：接受容纳饮食物。胃为"太仓""水谷之海""水谷气血之海"

2. 主腐熟水谷：使饮食物初步消化，变成食糜。

二、生理特性

（一）胃气下降：胃宜降则和。

①胃容纳不拒；②食糜下传小肠进一步消化；③残渣下移大肠，形成粪便；④粪便有节制地排出。

（二）喜润恶燥：胃津充足有利于饮食物的受纳和腐熟。阳明燥土，得阴自安。

小 肠

主要生理功能

（一）主受盛化物：接受经胃初步消化的饮食物，

做精细完全的消化。

（二）主泌别清浊：分清别浊，各走其道。

①将水谷精微吸收，经脾转输全身。②将食物残渣下推大肠。③吸收大量水分，参与水液代谢，故称"小肠主液"。《素问·灵兰秘典论》说："小肠者，受盛之官，化物出焉。"

大　肠

主要生理功能

传化糟粕，吸收水分（大肠主津）；变成粪便，排出体外。"大肠者，传导之官，变化出焉。"大肠传化是胃气降浊的延伸；与肺气下达有关；赖肾主气化正常。

膀　胱

主要生理功能

1. 汇聚水液：与肾气化密切相关。"膀胱者，州都之官，津液藏焉，气化则能出矣。"

2. 贮存和排泄尿液：肾气与膀胱之气的激发和固摄调节。

三　焦

主要生理功能

（一）三焦之概念：

1.六腑三焦：脏腑之外，躯体之内，包罗诸脏，一腔之大腑。

2.部位三焦：上焦（横膈以上）、中焦（横膈以下、脐以上）、下焦（脐以下）的合称。

3.辨证三焦：温病的辨证纲领。由部位三焦延伸而来。

（二）三焦功能：《素问·灵兰秘典论》说："三焦者，决渎之官，水道出焉。"

1.通行诸气：三焦为气运行之道路。

2. 运行水液：三焦对水液代谢的协调作用，称为"三焦气化"。

（三）三焦各部的生理功能特点：

1.上焦如雾：主要指心肺输布气血，像雾露一样均匀地敷布全身。

2.中焦如沤：主要指脾胃有消化饮食，吸收精微，蒸化津液的作用。

3.下焦如渎：是对肾、膀胱、大肠、小肠，渗泄水液，泌别清浊，排泄二便作用的概括。

第四节 奇恒之腑

脑

一、主要生理功能

①主宰生命活动：脑为元神之府；头者，精明之府。②主司精神活动。③主司感觉运动。脑为"髓海"。

二、与脏腑精气的关系

中医认为五脏藏神，中医学以五脏为中心的整体观，将脑的功能分属于五脏而统归于心。其病变也按照五脏功能进行辨证论治。

女子胞

主要生理功能

1. 主持月经——正常月经初潮 14 岁左右，月经周期 28 ~ 30 天。

2. 孕育胎儿——男女之精结合后，在胞宫内发育成胎儿，直到十月分娩。

女子胞属于奇恒之腑，其功能隶属于五脏。与肾精的充盛，冲任二脉的畅通以及心气下通，脾气健运，肝气条达有关。

第五节 脏腑之间的关系

一、脏与脏之间的关系

心与肺——心主行血，肺司呼吸密切配合。宗气为中心环节。

心与脾——血液的生成和运行之间相互为用，相互协同。

心与肝——行血与藏血协调共济，主宰与调节精神情志。

心与肾——心肾相交、水火既济，精神互用、君相安位。

肺与脾——清气谷气生成后天之气，行水散精参与津液代谢。

肺与肝——协调左右气机升降。龙虎回环气机调畅。

肺与肾——呼吸出纳配合有序，上下调节水液代谢，金水相生互补阴液。

脾与肝——疏泄、运化相互为用，生血、统血、藏血、防止出血。

肝与肾——肝肾同源，同具相火，藏泄互用，阴阳互滋互制。

脾与肾——先天后天相互资生，主宰运化水液代谢。

二、六腑之间的关系

以降为顺，以通为用，分工协作，共同完成饮食物的传导、消化、排泄等生理功能。

三、五脏与六腑之间的关系

1. 经脉络属：属脏的经脉络于所合之腑，属腑的经脉络于所合之脏。

2. 生理配合：脏行气于腑，腑输精于脏。

3. 病理相关：五脏不平，六腑闭塞；六腑闭塞，五脏亦病。

4. 脏腑兼治：脏病治腑，腑病治脏，脏腑同治。

【名词释义】

1. 藏象：即人体内在脏腑的形象及其生理病理表现于外的征象及与自然界相通应的事物和现象。

2. 脏腑：人体内脏的总称，分为五脏、六腑和奇恒之腑三类。

3. 藏象学说：是研究藏象概念的内涵、脏腑形体官窍的形态结构、生理活动、病理变化及其与精气血津液神相互关系的学说。

4. 心主血脉：指心气推动和调控血液在脉管中运行，流注全身，发挥营养和滋润作用。

5. 心藏神：指心统帅人体生命活动和主宰精神意识、思维等精神活动的功能，又称心主神明。

6. 神：广义之神，指整个人体生命活动的主宰和总体现；狭义之神，是指人的精神、意识、情感等精神活动。

7. 心在体合脉：指心气推动和调控血液在脉中运行，以营养和滋润全身的作用。

8. 心，其华在面：华，光彩之意。即心的精气的盛衰及其生理功能正常与否，可从面部的色泽变化显露出来。

9. 心在液为汗：①因心主神志，精神情志而引起的出汗与心直接相关；②汗为津液所化，津血同源，血汗同源，心主血，故称汗为心之液。

10. 心开窍于舌：又称舌为心之苗。心之本脉系舌根，心之气血通于舌，舌主味觉和言语的功能赖心主血脉及心神的荣养和支配，故称。

11. 心在志为喜：喜是以心之精气为物质基础，经心气之气化作用而表现于外的一种情感反应，故心气有余则喜笑不休，心气虚则悲忧。

12. 华盖：肺在体腔脏腑中位居最高，有保护诸脏、抵御外邪的作用，故称肺为华盖。

13.娇脏：指肺。肺清虚娇嫩，通过口鼻和皮毛直接与外界相通；且百脉朝会于肺，易被邪侵，故称。

14.肺主气：是指人身之气均由肺所主持，包括主呼吸之气和一身之气。

15.肺主呼吸之气：指肺为体内外气体交换的场所，通过肺的吸清排浊，吐故纳新，实现体内外气体交换，维持人体生命活动。

16.肺主一身之气：指肺有主司一身之气的生成（尤其是宗气）和调节气机的作用。

17.肺主通调水道：指肺气的宣发和肃降对体内水液的输布、运行和排泄具有疏通调节作用，又称"肺主行水"。

18.肺为水之上源：由于肺为华盖，其位最高，参与调节全身的水液代谢，使水液经肺气推动下输于肾，故称。

19.肺朝百脉：即指全身的血液都通过经脉会聚于肺，经过肺的呼吸进行气体交换，然后再将富含清气的血液通过百脉输布到全身。

20.肺主治节：指肺通过治理调节气机而辅助心脏治理调节全身气、血、津液及脏腑生理功能的作用。

21.肺性清肃：清肃，即清洁、肃清。指肺具有肃清其本身和呼吸道内的异物，以保持呼吸道洁净、通畅的特性，是保证肺气宣降运动正常进行的重要条件。

22. 肺在体合皮：指肺宣散卫气和津液温润皮肤；皮肤之汗孔可随肺气宣肃进行体内外气体交换，助肺司呼吸之功能。

23. 肺，其华在毛：肺输布精气，充养于皮肤之毛发，故其精气盛衰、功能强健与否可从毛发之荣枯反映出来。

24. 气门：即汗孔。因汗孔有随肺气的宣降进行体内外气体交换的作用，故称。

25. 鬼门：即汗孔。鬼，古通魄，肺藏魄，肺气通于皮毛，汗从皮肤而出，称魄汗。汗孔则称为鬼门。

26. 玄府：是汗液排泄的孔道，又称气门、汗孔。因其细微幽玄不可见，故称。

27. 肺开窍于鼻：鼻与喉相通而联于肺，鼻为呼吸气出入之通道，其通气与嗅觉必赖肺气的和利，故称。

28. 肺在液为涕：涕为肺之阴津所化，赖肺气宣发至鼻窍以润鼻，肺气敛肃使涕不外流，故称。

29. 肺在志为悲忧：悲为肺之精气气化而表现于外的情志变化，悲忧太过则耗肺气，肺气虚则易悲忧。

30. 后天之本：指脾胃。人出生之后，机体生命活动的维持和气血津液的化生都有赖于脾胃运化的水谷精微，所以称脾胃为气血生化之源，后天之本。

31. 脾主运化：指脾气将水谷（饮食物）化为水谷精微，并将其吸收、转输至全身脏腑的生理功能。

32. 脾主运化水湿：又称运化水液，指脾对水液的吸收、转输和布散作用。

33. 脾气主升：脾将水谷精微等营养物质吸收，并上输于心、肺、头目，通过心肺的作用化生气血，以营养全身；维持人体内脏位置相对恒定，防止其下垂。

34. 脾主统血：指脾气有统摄血液在脉中运行而不溢于脉外的功能。

35. 四末：四肢与躯干相对而言，是人体之末，故称四肢为四末。

36. 分肉：即肌肉、肌。肌肉外层为白肉，内层为赤肉，赤白相分，界线分明，故称。

37. 脾主为胃行其津液：饮食物经过胃肠消化吸收后，其水谷精微必经脾的转输和散精作用而输布全身，故称。

38. 唇四白：唇四周的白肉，能反映脾脏精气的盛衰。

39. 脾主肌肉：指脾主运化水谷精微，化生气血，营养全身肌肉，使之丰满健壮。

40. 脾主四肢：脾主运化水谷精微而升清阳，四肢得清阳之气则轻劲有力。

41.脾在志为思：思虑是以脾之精气为物质基础，经脾气气化而表现于外的一种精神意识思维活动。

42.仓廪之官：仓廪，指贮藏粮食的仓库。仓廪之官，是言脾胃如同掌管国家粮库的官员，对饮食物有消化、吸收和转输作用。

43.脾开窍于口：脾气之运化正常与否，可从饮食口味的情况反映出来。脾气健运则饮食口味正常。

44.脾，其华在唇：口唇为肌肉的一部分，脾为气血生化之源，口唇的色泽是否红润光泽，是脾胃运化水谷精微的功能状态的反映，故称。

45.脾在液为涎：涎为口津，由脾气布散脾精上溢于口而化生，有润泽口腔、帮助吞咽的作用，上行于口而不溢出口外。

46.肝藏血：指肝有贮藏血液、调节血量及防止出血的作用。

47.肝调节血量：指肝对调节人体各部分血量的分配，特别是对外周血量的调节起着重要的作用。

48.肝为"血海"：因肝有贮藏血液和调节血量的功能，与女子月经有关，故称。

49.肝主生血：指肝参与血液生成的作用。即肾精输于肝，经肝之气化而化为血，故称。

50. 肝体阴而用阳：肝藏血，其体为阴；肝主疏泄，其用属阳，故有"肝体阴而用阳"之说。

51. 肝主疏泄：是指肝具有疏通、畅达气机，以保持全身气机通而不滞、散而不郁的作用。

52. 肝主谋虑：指肝辅佐心神参与思维活动。肝血充足、肝气健旺方能深谋远虑。

53. 肝为刚脏：肝气主升、主动，其气易逆易亢，其性刚强，故称。

54. 肝主筋：筋束骨，系于关节，其运动强劲有力而灵活，须赖肝之气血的营养，故称。

55. 将军之官：指肝。因肝具有刚强之性，其气急而动，易亢易逆，但肝藏血而主谋虑，反映了肝既刚且柔，如同将军有勇有谋，故称。

56. 罢极之本：指肝。筋依赖肝气肝血的濡养。肝之气血充足，筋力强健，运动灵活，则能耐受疲劳，故称。

57. 肝，其华在爪：爪为筋之余，爪和筋均赖肝之气血的营养，爪甲之荣枯可反映肝之精气的盛衰，故称。

58. 肝开窍于目：肝的经脉上连于目系，目的视力有赖于肝气之疏泄和肝血之营养，故称。

59. 肝在液为泪：泪为肝之阴精所化，经肝气疏泄至目，滋润和保护眼目，肝气收摄，使泪不外流，故称。

60. 肝在志为怒：怒为肝之精气经气化而表现于外的一种情志变化，久怒则伤肝气，故称。

61. 肾藏精：指肾气贮存、封藏精以主司人体的生长发育、生殖和脏腑气化的作用。

62. 精（医学）：广义之精，是构成人体和维持人体生长发育、生殖及脏腑功能活动的有形精微物质的统称（包括精、气、血、津液等）。狭义之精，是禀受于父母而贮藏于肾的、具有生殖繁衍作用的精微物质，又称生殖之精。

63. 先天之精：是指禀受于父母，与生俱来，构成胚胎的原始物质。

64. 后天之精：又称脏腑之精。是源于水谷，由脾胃化生的水谷精微及脏腑代谢产生的精微物质。

65. 天癸：是指随着肾中精气的不断充盛，产生的具有促进生殖机能成熟的物质。

66. 先天之本：指肾。因肾藏先天之精，主生殖，为人体脏腑阴阳之本，生命之源，故称。

67. 金破不鸣：肺津、肺气耗损，喉失滋养或推动而声音嘶哑、低微。

68. 三余：即爪为筋之余，发为血之余，齿为骨之余。

69. 肾为胃之关：关，关卡。胃主饮食水谷的摄入，肾主糟粕水分的排出，肾如同胃之出口、关卡，故称。

70. 肾主骨：因肾藏精，精生髓而养骨，骨的生理功能与肾精有密切关系，故称。

71. 肾生髓：髓分骨髓、脊髓、脑髓，皆由肾中精气化生，故称。

72. 命门：①《内经》谓"命门者目也"。②《难经》始命门被赋予"生命之门"，它是先天之气蕴藏之所在，人体生化的来源，生命的根本。

73. 肾精：即肾所藏之精气，包括先天之精和后天之精。

74. 肾气：肾精所化生之气，亦指肾的功能活动。

75. 肾阴：又称元阴、真阴、真水，为人体阴液的根本，对机体各脏腑组织起着滋养、濡润、宁静、成形和制约阳热作用。

76. 肾阳：又称元阳、真阳、真火，为人体阳气的根本，对机体各脏腑组织起着推动、温煦、兴奋、化气的作用。

77. 肾在窍为耳和二阴：肾的经脉上络于耳，耳的听觉功能依赖肾中精气的充养。二阴，即前后阴。前阴主生殖和排尿，后阴主排便，均赖肾中精气之气化方可正常进行。

78. 肾在志为恐：恐为肾之精气经气化而表现于外的一种情志活动，肾气虚则易恐，大惊卒恐则伤肾气。

79. 肾在液为唾：唾为肾中阴精所化，经肾之气化而出于舌下的液体，肾气封藏，可使唾不外逸。

80. 七冲门：即唇为飞门，齿为户门，会厌为吸门，胃之上口为贲门，太仓下口为幽门，大小肠会为阑门，下极为魄门。

81. 飞门：指口唇。"飞"与"扉"相通，即门扇，由于口唇像门扇一样自由开合，故称。

82. 户门：即牙齿。户，即门户，引申为把守。因食物入口，必经齿之咀嚼才能下咽，故称。

83. 吸门：即会厌。会厌是食管与气管的相会处，既是食物下达食管的必经之处，又是呼吸气体的门户，故称。

84. 贲门：即胃之上口。贲，奔也，食物经食道下行，经贲门直奔胃中，故称。

85. 幽门：即胃下口、小肠之上口。幽者，深也。食物入胃，经胃之受纳、腐熟，食糜必在胃中有一定时间的停留以利于精微的吸收，然后再经此处下输小肠，故称。

86. 阑门：即小肠下口与大肠上口相接处。阑，即

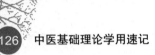

遮拦，指饮食物中的精微物质于此得到阻拦，故称。

87. 魄门：下极为魄门，即肛门。魄，古通粕。糟粕由此排出体外，故称。

88. 六腑以通为用：由于六腑传化水谷，需要不断地受纳、消化、传导和排泄，虚实更替，宜通而不宜滞，故称。

89. 中精之府：即胆。由于胆贮藏精汁，即胆汁，故名。

90. 腐熟：是饮食物经过胃的初步消化而形成食糜的意思。

91. 太仓：又称大仓，即胃。因胃有受纳食物的作用，故称。

92. 水谷之海：四海之一，指胃。饮食入口，经过食管，容纳于胃，故称。

93. 胃气：①指胃的生理功能。②脾胃功能的总体概况，又可称为"中气"。③指代一身之气。④脾胃的功能在脉象上的反映，即脉象和缓有力，谓之有"胃气之脉"。

94. 小肠主化物：小肠接受自胃传送之食糜，对其进一步消化和吸收，将水谷化为营养物质，由脾吸收转输，糟粕则由此下输于大肠。

95. 小肠主液：小肠在吸收水谷精微的同时，也吸收大量的水液，从而参与体内的水液代谢，故称。

96. 大肠主津：指大肠重新吸收食物残渣中的水分，参与调节体内水液代谢，故称。

97. 孤腑：即三焦。三焦是分布于胸腹腔的一个大腑，在人体五脏六腑之中，惟其最大，无以匹配，故称。

98. 三焦气化：三焦有疏通水道、运行水液的作用，是水液升降出入的通路，其对水液代谢的协调平衡作用称为"三焦气化"。

99. 上焦如雾：雾，雾露。形容水谷精气轻清而弥漫的状态。指上焦心肺宣发水谷精气如天降雾露的生理特点。

100. 中焦如沤：沤，沤渍。是指胃使水谷腐熟为乳糜状态的形容。中焦脾胃有消化饮食、吸收精微、蒸化津液的作用，故称。

101. 下焦如渎：渎，沟渠。是对下焦大小肠、肾和膀胱渗泄水液，泌别清浊，排泄二便作用的生动描述。

102. 决渎之官：即三焦。因三焦有疏通水道、运行水液的功能，故称。

103. 奇恒之府：即脑、髓、骨、脉、胆、女子胞的总称。奇，异也。恒，常也。因其形似腑，为中空性器官；功似脏，能贮藏精气，似脏非脏，似腑非腑，故名。

104. 五神藏：即心、肺、肝、脾、肾。因心藏神，肺藏魄，肝藏魂，脾藏意，肾藏志，故称。

105. 元神之府：即脑。人之灵机记性、思维语言、视、听、嗅等均为脑所主，故称。

106. 肝肾同源：肝藏血，肾藏精，肝肾精血相互滋生，阴液互相滋养，且同具相火，故称肝肾同源，又称乙癸同源。

107. 乙癸同源：即肝肾同源。古人根据五行学说将脏腑与天干相配，则肝属乙木，肾属癸水，故称。

108. 心肾相交：心火必须下降于肾，与肾阳共同温煦肾阴，使肾水不寒；肾水必须上济于心，与心阴共同涵养心阳，使心火不亢，这种相互依存、相互制约的关系，称为心肾相交，又称"水火既济"。

109. 目系：又称眼系、目本，为眼球内连于脑的脉络。

110. 精明：即眼睛，为视觉器官，能视万物，别黑白，审长短。

111. 心之苗：即舌。因舌能反映心的功能状况，为心之外候，故称。

112. 金实不鸣：指肺为邪壅，影响及喉而声音嘶哑、重浊或失音。

【简要解答】

1. 何谓藏象学说？其形成的基础是什么？

答：藏象学说，是研究藏象的概念内涵、脏腑的形态结构、生理病理、脏腑之间以及脏腑与形体官窍、精气血津液神及自然社会环境之间相互关系的学说。藏象学说的形成基础，大致有以下四方面：①古代解剖学的认识；②长期生活实践的观察；③古代哲学思想的渗透；④医疗实践经验的积累。

2. 藏象学说有何特点？

答：藏象学说的主要特点是以五脏为中心的整体观，包括：①以五脏为中心的人体自身的整体性；②五脏与自然环境的统一性。

3. 何谓脏腑？其分类的主要依据是什么？

答：脏腑，即内脏的总称，包括五脏、六腑和奇恒之腑三类。主要是以生理功能特点不同作为区分脏与腑的主要依据的。

4. 脏与腑的主要区别是什么？有何临床意义？

答：二者的区别主要有：在解剖形态学方面，脏多为实质性脏器，腑多为空腔性器官；在生理特点方面，脏的特点是化生和贮藏精气，满而不能实，腑的特点是受盛和传化水谷，实而不能满；在临床上，脏病多虚，腑病多实，所以治疗上脏病宜补，腑病宜泻。

5. 如何理解"满而不能实"和"实而不能满"？对临床辨证论治有何指导意义？

答："满而不能实"和"实而不能满"概括了五脏与六腑各自的生理特点，阐明了两者之间的主要区别。五脏共同的生理特点是化生和贮藏精气，六腑共同的生理特点是受盛和传化水谷。"满而不能实"是强调五脏的精气宜保持充满，但必须流通布散而不应呆滞；"实而不能满"是强调六腑内应有水谷食物，但必须以保持虚实更替永不塞满的状态。脏腑的生理特点对临床辨证论治，有重要指导意义，一般来说病理上"脏病多虚""腑病多实"，治疗上"五脏宜补""六腑宜泻"。

6. 你对"心主血脉"是如何理解的？

答：心主血脉，包括主血、主脉两大方面。指心气推动和调控血液在脉管中运行，流注全身，发挥营养和滋润作用。心、血、脉三者构成一个相对完整的系统。心气充沛，血液充盈，脉管通利为心主血脉的基本条件。其中心气充沛、心阴与心阳协调，使心脏搏动正常，对心主血脉功能起着主导作用。

7. 简述心主血脉与心藏神之间的关系。

答：心主血脉和心藏神互相影响。心主血脉的功能受心神的主宰和支配，而心神又必须得到心血的濡养才能正常地进行。

8. 如何理解心为"五脏六腑之大主"？

答：因心藏神，神能驭气统精，调节全身脏腑的功能活动和血液与津液的运行输布。因此，心神通过驾驭协调各脏腑之气以达到调控各脏腑功能之目的，故称心为"五脏六腑之大主"。

9. 如何理解"心开窍于舌"？

答：心开窍于舌，是指心之精气盛衰及其功能变化可从舌上得以反映。因而观察舌的变化可以了解心的主血脉及藏神功能是否正常。①心与舌体通过经脉相互联系，手少阴之别络系舌本。②心主血脉，而舌体血管丰富，外无表皮覆盖，故舌能灵敏地反映心主血脉的功能状态。③舌具有感受味觉的功能。心主血脉，心之气血通过经脉上荣于舌，使之发挥鉴别五味的作用。④舌与言语、声音有关，舌体运动及语言表达功能依赖心神的统领。

10. 简述肺主气的含义。

答：肺主气包括主呼吸之气和主一身之气两个方面。肺主呼吸之气，是指肺是气体交换的场所。肺主一身之气，是指肺有主司一身之气的生成和运行的作用。

11. 肺的肃降作用具体体现在几个方面？

答：主要体现在以下三个方面：①吸入自然界之清

气，并将吸入之清气与谷气相融合而成的宗气向下布散至脐下，以资元气；②将脾转输至肺的津液及部分水谷精微向下向内布散于其他脏腑以濡润之；③将脏腑代谢后产生的浊液下输于肾或膀胱，成为尿液生成之源泉。

12. 为何称"肺为娇脏"？

答：肺叶娇嫩，不耐寒热燥湿诸邪之侵；肺朝百脉，诸脏之邪均易犯肺；肺位最高又上通鼻窍，外合皮毛，与自然界息息相通，易受外邪侵袭，故有"娇脏"之称。

13. 试述肺主行水的功能。

答：肺主行水指肺气宣发与肃降对体内水液运行、输布和排泄具有疏通调节作用：①通过肺气的宣发作用，将脾气转输至肺的水液和水谷之精中的较轻清部分，向上向外布散，上至头面诸窍，外达全身皮毛肌腠以濡润之；输送到皮毛肌腠的水液在卫气的推动作用下化为汗液，并在卫气的调节作用下有节制地排出体外。②通过肺气的肃降作用，将脾气转输至肺的水液和水谷精微中的较稠厚部分，向内向下输送到其他脏腑以濡润之，并将脏腑代谢所产生的浊液下输至肾(或膀胱)，成为尿液生成之源。

14. 肺主治节主要体现在哪几个方面？

答：①治理调节呼吸运动：肺气的宣发与肃降作

用协调，维持通畅均匀的呼吸，使体内外气体得以正常交换。②调理全身气机：通过呼吸运动，调节一身之气的升降出入，保持全身气机调畅。③治理调节血液的运行：通过肺朝百脉和气的升降出入运动，辅佐心脏，推动和调节血液的运行。④治理调节津液代谢：通过肺气的宣发与肃降，治理和调节全身水液的输布与排泄。

15. 脾主升清的内涵是什么？

答：脾主升清，是指脾气的升动转输作用，将胃肠吸收的水谷精微和水液上输于心、肺等脏，通过心、肺的作用化生气血，以营养濡润全身。

16. 何谓脾主运化？脾主运化包括哪几方面？

答：脾主运化，是指脾具有把饮食水谷化为水谷精微和津液，并将水谷精微和津液吸收、转输到全身各脏腑的生理功能。包括运化食物和运化水液两个方面。①运化食物，是指脾气促进食物的消化和吸收并转输其精微（谷精）的功能。②运化水液，是指脾气的吸收、转输水精，调节水液代谢的功能。脾居中焦，为水液升降输布的枢纽。

17. 你对"脾喜燥而恶湿"是如何理解的？

答：脾喜燥而恶湿，是与脾运化水液的作用密切相关的。脾虚运化水液障碍则生内湿，外湿也最易影响脾之运化。由于内湿、外湿皆易困遏脾气，致使脾气不升，影响正常机能的发挥，故脾欲求干燥清爽，即所谓"脾喜燥而恶湿"。

18. 如何理解脾胃为后天之本？

答：脾胃同居中焦，是人体对饮食物进行消化、吸收并输布其精微的主要脏器。人出生之后，生命活动的进行和精气血津液的化生及充实，均赖于脾胃运化的水谷精微，故称脾胃为"后天之本"。

19. 试述脾气主升的生理作用和病理表现。

答：脾气主升的生理作用表现为两个方面：一是升清，指脾气的升动转输作用将胃肠道吸收的水谷精微和水液上输于心、肺等脏，通过心、肺的作用化生气血，以营养濡润全身。若脾气虚弱而不能升清，浊气亦不得下降，则上不得精气之滋养而见头目眩晕，精神疲惫，中有浊气停滞而见腹脘满闷，下有精气下流而见便溏、泄泻；二是升举内脏，指脾气上升能起到维持内脏位置的相对稳定，防止下垂的作用。若脾气虚弱，无力升举而下陷，则可导致某些内脏下垂，如胃下垂、肾下垂、子宫脱垂、脱肛等病症。

20. 简述肝主疏泄功能的具体作用。

答：①促进血液与津液的运行输布：肝的疏泄功能，能调畅气机，气能运血，气行则血行。气又能行津，气行则津布，故肝的疏泄作用能促进血液的运行和津液的输布代谢。②促进脾胃的运化功能和胆汁分泌排泄：肝气疏泄，调畅气机，有助于脾胃之气的升降，还能促进胆汁的分泌与排泄。③调畅情志：肝气的疏泄功能，能调畅气机，因而能使人心情舒畅，既无亢奋，也无抑郁。④促进男子排精与女子排卵行经：女子的排卵与月经来潮、男子的排精等，与肝气的疏泄功能有密切的关系。

21. 肝的疏泄功能失常主要表现为哪两方面的病理变化？

答：一为肝气的疏泄功能不及，常因抑郁伤肝，肝气不舒；或肝气虚弱，升发无力，形成气机郁结的病理变化，称为"肝气郁结"，临床表现多见闷闷不乐，悲忧欲哭，胸胁、两乳或少腹等部位胀痛不舒等。二是肝气的疏泄功能太过，常因暴怒伤肝，或气郁日久化火，导致肝气亢逆，升发太过，称为"肝气上逆"，多表现为急躁易怒、失眠头痛、面红目赤、胸胁乳房常走窜胀痛，或使血随气逆吐血、咯血，甚则卒然昏厥等。

22. 试述肝主疏泄对脾胃功能的生理作用和病理影响。

答：①协助脾胃升降。脾胃的运化功能，体现在脾胃之气的升降相因，平衡协调。肝气疏泄，调畅气机，有助于脾胃之气的升降，从而促进脾胃的运化功能。②

分泌排泄胆汁。胆汁是参与饮食物消化和吸收的"精汁"，乃肝之余气所化，其分泌和排泄受肝气疏泄功能的影响。肝病影响脾胃的机能，常出现肝木乘土（脾胃）的病变；若肝病影响及胆腑，则可现胆汁郁滞，影响消化而胁痛、腹胀，甚则郁久成为结石。

23. 简述肝藏血的生理意义。

答：肝藏血，是指肝脏具有贮藏血液、调节血量和防止出血的功能。肝藏血的生理意义有以下五个方面：①涵养肝气：肝贮藏充足的血液，化生和涵养肝气，使之冲和畅达，发挥其正常的疏泄功能，防止疏泄太过而亢逆。②调节血量：肝贮藏充足的血液，可根据生理需要调节人体各部分血量的分配。③濡养肝及其形体官窍：肝贮藏充足的血液，可以濡养肝脏及其形体官窍，使其发挥正常的生理功能。④为经血之源：女人以血为本，肝藏血充足，冲脉血液充盛，是其月经按时来潮的重要保证。⑤防止出血：肝气收摄、凝敛血液，防止出血；肝气畅达不亢，防止血随气逆而出血。

24. 肝的生理特性及其含义是什么？

答：①肝为刚脏：是指肝气主升主动，具有刚强躁急的生理特性；②肝气升发：是指肝具有升发阳气以启迪诸脏，升发阳气以调畅气机的作用。

25. 简述心的生理特性及其含义。

答：①为阳脏而主通明。心位于胸中，在五行属火，为阳中之阳，故称为阳脏。心主通明，是指心脉以通畅为本，心神以清明为要。②心火下降助肾阳。心位于上部，其气宜下降以助肾阳，使上部不热，下部不寒。

26. 简述肺的生理特性及其含义。

答：①肺为华盖：肺位于胸腔，覆盖五脏六腑之上，位置最高，因而有"华盖"之称。②肺为娇脏：肺脏本体清虚而娇嫩，吸之则满，呼之则虚，为脏腑之华盖，百脉之所朝会；病理上，外感六淫之邪从皮毛或口鼻而入，常易犯肺为病；其他脏腑病变，亦常累及于肺。③肺气宣降：肺主宣发是指肺气具有向上升宣和向外周布散的作用；肺主肃降是指肺气具有向内向下清肃通降的作用。

27. 肝为刚脏的含义是什么？

答：肝为刚脏，是指肝气主升主动，易于升发太过，具有刚强躁急的生理特性。

28. 肾的生理特性及其含义是什么？

答：①主蛰守位：主蛰，喻指肾有潜藏、封藏、闭藏之生理特性，是对其藏精功能的高度概括。守位，是指肾中相火涵于肾中潜藏不露，以发挥其温煦、推动等作用。②肾气上升，肾阳鼓动肾阴化肾气，与上部心气交感互济。

29. 如何理解肾阴肾阳是五脏阴阳之根本？

答：由于肾受五脏六腑之精而藏之，故而肾中精气所分化的肾阴、肾阳在推动和调控脏腑气化过程中起着极其重要的作用。肾阴和肾阳是五脏阴阳之本，"五脏之阳气，非此不能发，五脏之阴气，非此不能滋"。肾阳是一身阳气之根，能推动、温煦和激发各脏腑的机能活动。肾阴是一身阴气之本，具有滋养和凉润全身脏腑的作用。所以肾的阴阳虚衰可导致全身脏腑阴阳的不足；反之任何脏腑阴阳偏衰日久也会累及肾之阴阳，导致肾阴肾阳的不足。所以说肾阴肾阳为各脏阴阳之根本。

30. 试述肾精、肾气、肾阴、肾阳的含义及其相互关系。

答：肾精是藏于肾中的液态精华物质，由父母之先天之精和脏腑之精结合而成。肾气是由肾精化生的无形而运行不息的精微物质，与元气的概念相近，具有推动和调控人体的生长发育、生殖及脏腑气化等作用。肾精与肾气，可分不可离。肾中精气的生理效应，可概括为肾阴和肾阳两个方面：肾阳具有温煦、推动、兴奋、宣散等作用，又称为元阳、真阳，为一身阳气之根；肾阴具有凉润、宁静、抑制、凝聚等作用，又称元阴、真阴，为一身阴气之本。肾阴与肾阳相互为用、相互制约、协调共济，则肾气冲和畅达。

31. 如何理解"肾者胃之关"？

答："肾者胃之关"，是指胃主饮食水谷的摄入，肾主糟粕水分的排出，肾如同胃之出口、关卡。强调肾控制和调节水液及糟粕的正常气化及排出。饮食物和水饮入于胃后，水液的代谢及糟粕的排泄，需要多个脏腑气化功能协调完成，但主要依赖于肾气的推动和固摄作用。若肾气的推动和固摄作用协调，则水液和糟粕化为尿和粪便得以正常排出；若肾气衰弱，推动与固摄功能失常，则水液和糟粕排泄障碍，出现泄泻或便秘、尿闭或失禁，以及水肿等症。故称"肾者胃之关"。

32. 简述肾主水功能的具体作用。

答：①肾气对参与水液代谢脏腑的促进作用：肾气及肾阴肾阳对水液代谢过程中各脏腑之气及其阴阳具有资助和促进的作用，尤其是对脾肺之气的运化和输布水液的促进，主司和调节着机体水液代谢的各个环节。②肾气的生尿和排尿作用：水液代谢过程中，各脏腑形体官窍代谢后产生的浊液，通过三焦水道下输于肾或膀胱，肾气的蒸腾气化作用下，分为清浊：清者回吸收，由脾气的转输作用通过三焦水道上腾于肺，重新参与水

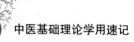

液代谢；浊者则化为尿液，在肾与膀胱之气的推动作用下排出体外。

33. 简述胆的主要生理功能。

答：胆的主要生理功能是：①贮藏和排泄胆汁：胆汁来源于肝，由肝精、肝血化生，或由肝之余气凝聚而成。胆汁生成后，进入胆腑，由胆腑浓缩并贮藏。贮藏于胆腑的胆汁，在肝气的疏泄作用下排泄而注入肠中，以促进饮食水谷的消化和吸收。②主决断：是指胆在精神意识思维活动中，具有判断事物、做出决定的作用。

34. 如何理解胆既属六腑又属奇恒之腑？

答：胆在解剖形态上属于空腔器官，生理功能上有助于传化水谷，且附于肝之短叶间，其经脉与肝之经脉相互络属于肝胆，构成表里关系，故胆为六腑之一。但因胆贮藏的胆汁，为清净之精汁，类似于五脏之藏精；胆又不直接传化水谷，与其他五腑有所不同，故又属奇恒之腑。

35. 临床上为何把"保胃气"作为重要治疗原则？

答：胃气是脾胃运化功能的物质基础，胃气充足，则脾胃运化功能正常，才能化生精，气、血、津液等营养物质，以供给脏腑、经络等组织器官的需求，使之维持正常的生理活动。一身之气的盛衰，与胃气的盛衰更是密切相关。故有"人以胃气为本"之说。若胃气损伤，则一身之气虚弱，脏腑功能失常，防御功能减退，百病丛生，直接关系到人体的生命活动及其存亡，所以临床上常把"保胃气"作为重要的治疗原则。

36.简述胃的主要生理功能。

答：胃的主要生理功能是：①受纳水谷：受纳，即接受和容纳。指胃有接受和容纳饮食物的作用。②腐熟水谷：即胃气对饮食物初步消化，并使之成为食糜的作用。

37.胃的生理特性是什么？

答：胃的生理特性有：①主通降，以降为和。由于饮食必先受纳于胃，经胃气的初步消化后，又必须在胃气的通降作用下逐级向小肠和大肠传递，形成粪便经魄门排出体外，故说胃主通降，以降为和。②喜润恶燥。由于胃为腑，属阳土，必赖充足津液的滋养，才能正常发挥其受纳和腐熟水谷的生理功能，因而说胃喜润恶燥。

38.如何理解三焦通行诸气的生理功能？

答：三焦是诸气升降运行的通道。元气由肾精所化，以三焦为通道自下而上布散全身，激发和推动各脏腑组织的功能。宗气由脾胃化生的谷气与肺吸入的自然界清气相融合而成，积聚于胸中气海，以三焦为通道自上而下运行，以资先天元气。元气与宗气相合为一身之

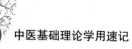

气，推动和调节精血津液的代谢和脏腑经络的功能，因此说三焦能通行诸气。

39. 试述脑的生理机能。

答：脑的主要生理功能有主宰生命活动，主精神意识和感觉运动。脑，是机体进行精神、意识、思维活动的器官，故称脑为"元神之府"。人体的视、听、言、动、嗅等功能活动都属于脑。

40. 女子胞的生理功能与天癸有何关系？

答：女子胞的主要生理功能是发生月经和孕育胎儿。女子胞的发育，全赖于"天癸"的作用。天癸，是人体内肾精、肾气充盛到一定程度时产生的精微物质，具有促进生殖器官的发育成熟和维持生殖机能的作用。只有在天癸的作用下，女子生殖器官才能发育成熟，月经来潮，为孕育胎儿准备条件。人进入老年，由于"天癸"渐竭，就进入绝经期，形体衰老，胞宫萎缩而丧失生育能力。

41. 何谓"心肾不交"？

答：心肾不交指心肾阴阳、水火及精神的关系失调的病变。包括肾阴不足或心火扰动；心肾阳虚、水湿泛滥或精亏神逸等病理变化。

42. 治疗外感证时，为什么解表和宣肺常并用？

答：肺外合皮毛，皮毛汗孔随着肺的宣发肃降进行体内外气体的交换，从而宣散肺气，调节呼吸。外感表证时，皮毛受邪，可内合于肺，影响肺正常的宣散功能，临床除见恶寒发热、头身疼痛等症外，还可伴见咳喘等肺气失宣之症，故治疗外感表证时，解表与宣肺常并用。

43. 与女子月经来潮和胎儿的孕育有关的生理因素有哪些？

答：①肾藏精而主生殖，肾精化肾气，肾气促进天癸的产生，以促进生殖器官的发育、女子月经来潮及排卵。②冲任皆起于胞中，冲脉为十二经之海，任脉为阴脉之海，冲任二脉气血充盛，可使月事调匀，并能妊养胎儿，故有"冲为血海，任主胞胎"之说。③女子以血为本，心主血，肝藏血，脾为血液生化之源并统血，使血液化生充足并运行正常，有助于月经来潮及胎儿的孕育；心主神明而驾驭诸气，肝主疏泄而调畅气机，可致五脏安和，气血和调，有助于行经和孕育。

44. 试述心与肺在生理、病理方面的联系。

答：心与肺的关系主要体现在血液运行与呼吸吐纳之间的协同调节关系。①肺气助心行血：肺朝百脉，主一身之气，肺气贯注心脉以助心行血，两者配合，保证了气血的正常运行。宗气具有贯心脉、司呼吸的功能，加强了血液运行与呼吸吐纳之间的协调平衡，故肺病则可影响心血的运行，出现胸闷、呼吸不利、心悸、唇紫等血瘀之病证。②心血载运肺气：血为气母，血载气行。肺吸入的清气必须得到血的运载才能输布全身。故心功能异常，如心气不足、心阳不振、瘀阻心脉等导致血行异常时，也会导致肺之功能异常，宣肃失职而出现咳嗽、气促等肺气上逆的病理表现。由于宗气与心肺之气的生成有关，故为联结心之搏动与肺之呼吸的中心环节。

45. 试述心与脾在生理、病理方面的联系。

答：①在血液的生成方面：血由水谷精微所化生，而脾主运化，为气血生化之源，心主血脉，化赤以生血，心血供养于脾，以维持其正常的运化功能，心脾共同协作，血液才能化生充足。②在血液运行方面：心行血，脾统血，心脾功能正常，则血行脉中而不外逸，共同维持着血液的正常运行。在病理上，如思虑过度，既暗耗心血，又影响脾之运化。若脾气虚弱，运化失职，气血生化乏源，致使血虚而心无所主；若脾不统血而致血液妄行，也会造成心血不足。在病理上常相互影响，形成"心脾两虚"证，临床上可见心悸、失眠、多梦、眩晕、面色无华、腹胀、食少、倦怠等症。

46. 如何理解"脾为生痰之源，肺为贮痰之器"？

答："脾为生痰之源"，是指痰饮的生成主要由于脾气的运化功能失常。脾气具有运化水液的作用，脾气健运，则津液四布，以濡养全身脏腑组织，若脾失健运，水湿不化，聚湿生痰。"肺为贮痰之器"，主要是指肺是痰饮易停滞之所。停聚于肺中的痰饮，究其成因，一是因肺失宣发肃降，津液不得布散，停聚于肺而成痰；二是因脾失健运，津液不得正常输布，停聚于肺中为痰。其标在肺，其本在脾，故有"脾为生痰之源，肺为贮痰之器"之说。

47. 心与肾在生理、病理方面的关系如何？

答：①水火既济：心在五行属火，位居于上而属阳；肾在五行属水，位居于下而属阴。心肾阴阳、水火、上下之间必须相互交通，即心火必须下降于肾，以助肾阳，共同温煦肾阴，使肾水不寒；肾阴必须上济于心，以滋心阴，共同涵养心阳，使心火不亢。②精神互用：心藏神，肾藏精。精能化气生神，神能御精气。精足则神全，神清则精固。③君相安位：心为君火，肾寓相火。"君火以明，相火以位"。若心肾之间的水火、阴阳、精神生理平衡失调，则为心肾不交，表现为心火不能下降于肾而独亢，肾水不能上济于心而凝聚的一系列病理变化，可见失眠、心悸怔忡、心烦、腰膝酸软及男子梦遗、女子梦交等。心肾阴阳之间在病变时，亦相互影响。肾阳虚水泛，能上凌于心，而见水肿、惊悸

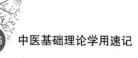

等水气凌心的证候。

48.肝与肾的关系如何？

答：肝与肾的关系主要体现在三个方面：①精血同源：肝藏血，肾藏精，精血互生。肝血、肾精同源于水谷精微，而肝血的化生有赖于肾精的资助，肾精的充盛亦有赖于血液的滋养。肾精肝血二者，一荣俱荣，一损俱损，故称"精血同源"。②藏泄互用：肝主疏泄，肾主闭藏，二者之间相互为用、相互制约。肝气之疏泄可使肾气开合有度，生殖之精得以正常的化生与施泄；肾气的封藏可防肝气疏泄太过。肝肾藏泄失调，可致月经失调，男子泄精的异常。③阴阳互滋互制：肾阴为一身阴气之源，肾阴滋补肝阴，共同制约肝阳，可使肝阳不致上亢。若肝肾不足，则可致肝肾阴虚，肝阳上亢，甚则化风。

49.试述脾与肾在生理、病理方面的联系。

答：脾为后天之本，肾为先天之本。先天与后天，相互资生，相互促进。先天激发资助后天，后天充养培育先天。如脾之运化，赖肾阳之温煦；肾藏之精，赖脾运化的水谷精微的培育和充养等。在病理上，则相互影响，互为因果。如肾阳不足，不能温煦脾阳，见腹中冷痛、下利清谷或水肿等症；脾气久虚，后天之精化生无源，不能充养先天之精，可致肾精虚亏而见机体的发育迟缓。另外，脾主运化水液，肾主宰水液代谢，二者相互为用，共同完成水液的输布和排泄。

50. 脾与肾之间在病理方面有何相互影响？

答：脾与肾在病理方面的相互影响主要表现在：①先后天不能相互为用。一方亏虚，常累及另一方。如水谷之精化生不足，不能充养肾精，以致肾精亏虚，儿童可出现发育迟缓等症，成人日久及肾导致肾气亦虚。反之先天之气不足，不能资助后天之脾气，终致脾肾气虚，出现少气乏力、二便失禁等症；脾阳不足，日久损及肾阳，或肾阳虚衰不能温煦脾阳，从而形成脾肾阳虚，出现畏寒肢冷、泄泻、水肿等症；肾阴虚衰，不能滋养脾阴和胃阴，或脾胃阴虚，日久累及肾阴，也可致脾肾阴虚而见五心烦热、口舌生疮、饥不欲食等症。②水液代谢失常。脾气不能运化水液，肾气失其蒸腾气化之职，均可致水液停聚而成痰饮水肿。脾肾阳虚是慢性水肿最常见的病机。

51. 试述脾与胃之间的关系。

答：脾与胃同居中焦，二者以膜相隔，经络相互络属，构成表里关系。脾与胃同为气血生化之源、后天之本，同司饮食物的消化、吸收和转输，体现为水谷纳运相得、气机升降相因、阴阳燥湿相济等三个方面：胃主受纳，脾主运化；胃气主降，脾气主升；胃为腑，属阳土，性喜润而恶燥；脾为脏，属阴土，性喜燥而恶湿。若脾为湿困，运化失职，清气不升，可影响胃的受纳与和降，而胃失和降亦可影响脾的升清和运化，从而出现腹胀、泄泻等症。

52. 肾和膀胱在生理、病理方面有何联系？

答：肾和膀胱相连通，足少阴肾经与足太阳膀胱经相互属络，互为表里。膀胱的贮尿和排尿功能，隶属于肾中精气之气化，实际上是肾气推动和固摄作用的具体体现，故膀胱的生理功能及其病理变化直接与肾有关。若肾气充盈，推动和固摄有权，则膀胱既能固摄，又能通利，开合有度，以维持正常的贮尿和排尿功能。否则，肾气不足，推动和固摄无权，则膀胱或固摄不能，或通利无力，开合不利，从而导致尿频、遗尿、失禁，或小便不利、尿有余沥等。若膀胱湿热或膀胱失约，日久亦必影响肾气的蒸化和固摄作用，而使病情加重。

53. 试述奇恒之腑与五脏之间在生理上的联系。

答：奇恒之腑与五脏在生理上具有相同的生理特点，即"藏精气而不泻"，均与奇经八脉之间有密切的联系。①脑、髓、骨，都与肾的关系密切：肾藏精，精化髓，髓充骨腔中则称骨髓，充养脊髓腔中则称脊髓，脊髓汇于脑则称脑髓。肾精充足，则骨坚而脑髓充足，故为"作强之官，伎巧出焉"。②女子胞的发育及其主持月经、孕育胎儿的功能，取决于肾精、肾气的充盈及"天癸"的生成，也与心主血藏神、肝藏血及调畅气机，脾为气血生化之源而统血等功能有关。③脉为血之府，隶属于心主血脉的功能，但与脾气的统摄、肝气的疏泄、肺气的推动相关联。④胆，又属六腑之一，与肝相连，胆汁是由肝之余气而化生，其分泌排泄，又受肝主疏泄的控制和调节。因此，可以说奇恒之腑的功能实际上是隶属于五脏的。

【拓展记忆】

1.帝曰：藏象何如？岐伯曰：心者，生之本，神之变也，其华在面，其充在血脉，为阳中之太阳，通于夏气。(《素问·六节藏象论》)

2.象，形象也。藏居于内，形见于外，故曰藏象。(《类经·藏象类》)

3.肝病者，两胁下痛引少腹，令人善怒。(《素问·藏气法时论》)

4.南方赤色，入通于心，开窍于耳。(《素问·金匮真言论》)

5.视其外应，以知其内藏，则知所病矣。(《灵枢·本藏》)

6.其死，可解剖而视之。其脏之坚脆，腑之大小，

谷之多少，脉之长短，血之清浊……皆有大数。(《灵枢·经水》)

7.肝藏血，血舍魂，肝气虚则恐，实则怒。脾藏营，营舍意，脾气虚则四肢不用，五藏不安，实则腹胀经溲不利。心藏脉，脉舍神，心气虚则悲，实则笑不休。肺藏气，气舍魄，肺气虚则鼻塞不利，少气，实则喘喝，胸盈仰息。肾藏精，精舍志，肾气虚则厥，实则胀，五藏不安。必审五藏之病形，以知其气之虚实，谨而调之也。(《灵枢·本神》)

8.人有五脏化五气，以生喜怒悲忧恐。(《素问·阴阳应象大论》)

9.人与天地相参也，与日月相应也。(《灵枢·岁露》)

10.五脏应四时，各有收受。(《素问·金匮真言论》)

11.病在肺，愈在冬，冬不愈，甚于夏，夏不死，持于长夏。(《素问·藏气法时论》)

12.脑、髓、骨、脉、胆、女子胞，此六者，地气之所生也，皆藏于阴而象于地，故藏而不泻，名曰奇恒之腑。……所谓五脏者，藏精气而不泻也，故满而不能实；六腑者，传化物而不藏，故实而不能满也。所以然者，水谷入口，则胃实而肠虚；食下，则肠实而胃虚。故曰，实而不满，满而不实也。(《素问·五藏别论》)

13. 精气为满，水谷为实。五脏但藏精气，故满而不实；六腑则不藏精气，但受水谷，故实而不能满也。（王冰注《素问·五藏别论》）

14. 人之血气精神者，所以奉生而周于性命者也。经脉者，所以行血气而营阴阳，濡筋骨，利关节者也。卫气者，所以温分肉，充皮肤，肥腠理，司关阖者也。志意者，所以御精神，收魂魄，适寒温，和喜怒者也。（《灵枢·本藏》）

15. 五脏者，所以藏精神血气魂魄者也。六腑者，所以化水谷而行津液者也。（《灵枢·本藏》）

16. 中焦受气，取汁变化而赤，是谓血。……壅遏营气，令无所避，是谓脉。（《灵枢·决气》）

17. 肺主身之皮毛，心主身之血脉，肝主身之筋膜，脾主身之肌肉，肾主身之骨髓。（《素问·痿论》）

18. 心者，五脏六腑之大主也，精神之所舍也。其脏坚固，邪弗能容也。容之则心伤，心伤则神去，神去则死矣。故诸邪之在于心者，皆在于心之包络。（《灵枢·邪客》）

19. 营卫者精气也，血者神气也，故血之与气，异名同类焉。故夺血者无汗，夺汗者无血，故人生有两死而无两生。（《灵枢·营卫生会》）

20. 十二经脉，三百六十五络，其血气皆上于面而

走空窍。(《灵枢·邪气藏府病形》)

21. 心之合脉也，其荣色也，其主肾也。肺之合皮也，其荣毛也，其主心也。肝之合筋也，其荣爪也，其主肺也。脾之合肉也，其荣唇也，其主肝也。肾之合骨也，其荣发也，其主脾也。(《素问·五藏生成》)

22. 手少阴之别……循经入于心中，系舌本。(《灵枢·经脉》)

23. 鼻者，肺之官也。目者，肝之官也。口者，脾之官也。舌者，心之官也。耳者，肾之官也。(《灵枢·五阅五使》)

24. 神有余则笑不休，神不足则悲。(《素问·调经论》)

25. 愁忧恐惧则伤心。(《灵枢·邪气藏府病形》)

26. 阳加于阴谓之汗。(《素问·阴阳别论》)

27. 五藏化液：心为汗，肺为涕，肝为泪，脾为涎，肾为唾，是谓五液。(《素问·宣明五气》)

28. 惊而夺精，汗出于心。(《素问·经脉别论》)

29. 肺者，气之本，魄之处也，其华在毛，其充在皮，为阳中之太阴，通于秋气。(《素问·六节藏象论》)

30. 其大气抟而不行者，积于胸中，命曰气海，出于肺，循喉咽，故呼则出，吸则入。(《灵枢·五味》)

31. 人一呼脉再动，一吸脉亦再动。(《素问·平人

气象论》）

32. 人一呼脉行三寸，一吸脉行三寸。（《难经·一难》）

33. 肺为藏之盖也。（《素问·病能论》）

34. 肺者，脏之长也。（《素问·痿论》）

35. 肺者，五脏六腑之盖也。（《灵枢·九针论》）

36. 上焦出气，以温分肉而养骨节，通腠理。（《灵枢·痈疽》）

37. 鼻者，肺之官也。（《灵枢·五阅五使》）

38. 秋三月……使志安宁，以缓秋刑；收敛神气，使秋气平；无外其志，使肺气清。此秋气之应，养收之道也。（《素问·四气调神大论》）

39. 脾与胃以膜相连。（《素问·太阴阳明论》）

40. 五脏六腑之精气，皆上注于目而为之精。精之窠为眼，骨之精为瞳子，筋之精为黑眼，血之精为络，其窠气之精为白眼，肌肉之精为约束，裹撷筋骨血气之精而与脉并为系，上属于脑，后出于项中。（《灵枢·大惑论》）

41. 食气入胃，散精于肝，淫气于筋。食气入胃，浊气归心，淫精于脉。脉气流经，经气归于肺，肺朝百脉，输精于皮毛。毛脉合精，行气于府。府精神明，留于四藏，气归于权衡。权衡以平，气口成寸，以决死生。饮入于胃，游溢精气，上输于脾。脾气散精，上归于肺，通调水道，下输膀胱。水精四布，五经并行，合于四时五藏阴阳，揆度以为常也。(《素问·经脉别论》)

42. 脾为孤脏，中央土以灌四傍。(《素问·玉机真藏论》)

43. 诸湿肿满，皆属于脾。(《素问·至真要大论》)

44. 百病皆由脾胃衰而生也。(《脾胃论·脾胃盛衰论》)

45. 心主血，肝藏血，脾能统摄于血。(《薛氏医案》)

46. 五脏六腑之血，全赖脾气统摄。(《金匮要略》)

47. 脾宜升则健，胃宜降则和。(《临证指南医案·脾胃门》)

48. 脾主运化水谷之精，以生养肌肉，故主肉。(张志聪注《素问·五藏生成》)

49. 脾主身之肌肉。……治痿独取阳明。(《素问·痿论》)

50. 口唇者，脾之官也。(《灵枢·五阅五使》)

51. 阴在内，阳之守也；阳在外，阴之使也。(《素问·阴阳应象大论》)

52. 形不足者，温之以气。(《素问·阴阳应象大论》)

53.肾者，主蛰，封藏之本，精之处也，其华在发，其充在骨，为阴中之少阴，通于冬气。(《素问·六节藏象论》)

54.夫精者，身之本也。(《素问·金匮真言论》)

55.生之来谓之精，两精相搏谓之神，随神往来者谓之魂，并精而出入者谓之魄，所以任物者谓之心，心有所忆谓之意，意之所存谓之志，因志而存变谓之思，因思而远慕谓之虑，因虑而处物谓之智。(《灵枢·本神》)

56.肾者主水，受五脏六腑之精而藏之。(《素问·上古天真论》)

57.女子七岁，肾气盛，齿更，发长；二七而天癸至，任脉通，太冲脉盛，月事以时下，故有子；三七，肾气平均，故真牙生而长极；四七，筋骨坚，发长极，身体盛壮；五七，阳明脉衰，面始焦，发始堕；六七，三阳脉衰于上，面皆焦，发始白；七七，任脉虚，太冲脉衰少，天癸竭，地道不通，故形坏而无子也。丈夫八岁，肾气实，发长齿更；二八，肾气盛，天癸至，精气溢泻，阴阳和，故能有子；三八，肾气平均，筋骨劲强，故真牙生而长极；四八，筋骨隆盛，肌肉满壮；五八，肾气衰，发堕齿槁；六八，阳气衰竭于上，面焦，发鬓颁白；七八，肝气衰，筋不能动，天癸竭，精

少，肾脏衰，形体皆极；八八则齿发去。(《素问·上古天真论》)

58.肝者，罢极之本，魂之居也，其华在爪，其充在筋，以生血气，其味酸，其色苍，此为阳中之少阳，通于春气。(《素问·六节藏象论》)

59.肝足厥阴之脉……连目系。(《灵枢·经脉》)

60.肾者水脏，主津液。(《素问·逆调论》)

61.肾者，胃之关也，关门不利，故聚水而从其类也。上下溢于皮肤，故为浮肿。浮肿者，聚水而生病也。(《素问·水热穴论》)

62.呼出心与肺，吸入肾与肝。(《难经·四难》)

63.肺为气之主，肾为气之根。肺主出气，肾主纳气。阴阳相交，呼吸乃和。若出纳升降失常，斯喘作焉。(《类证治裁·喘证》)

64.气根于肾，亦归于肾，故曰肾纳气，其息深深；肺司呼吸，气之出入，于是乎主之。且气上升，至肺而极，升极则降，由肺而降，故曰肺为气主。(《医碥·杂症·气》)

65.肾有二枚……纳气，收血，化精，为封藏之本。(《医学入门·脏腑》)

66.君火以明，相火以位。(《素问·天元纪大论》)

67.脾主为胃行其津液。(《素问·厥论》)

68.四肢皆禀气于胃而不得至经，必因于脾乃得禀也。今脾病不能为胃行其津液，四肢不得禀水谷气，气日以衰，脉道不利，筋骨肌肉皆无气以生，故不用焉。(《素问·太阴阳明论》)

69.脾者土也，治中央，常以四时长四脏，各十八日寄治，不得独主于时也。(《素问·太阴阳明论》)

70.血之与气并走于上，则为大厥，厥则暴死，气复反则生，不反则死。(《素问·调经论》)

71.余知百病生于气也。怒则气上，喜则气缓，悲则气消，恐则气下，寒则气收，炅则气泄，惊则气乱，劳则气耗，思则气结，九气不同，何病之生？岐伯曰：怒则气逆，甚则呕血及飧泄，故气上矣。喜则气和志达，荣卫通利，故气缓矣。悲则心系急，肺布叶举，而上焦不通，荣卫不散，热气在中，故气消矣。恐则精却，却则上焦闭，闭则气还，还则下焦胀，故气不行矣。寒则腠理闭，气不行，故气收矣。炅则腠理开，荣卫通，汗大泄，故气泄。惊则心无所倚，神无所归，虑无所定，故气乱矣。劳则喘息汗出，外内皆越，故气耗矣。思则心有所存，神有所归，正气留而不行，故气结矣。(《素问·举痛论》)

72.天气通于肺。(《素问·阴阳应象大论》)

73.上焦开发，宣五谷味，熏肤、充身、泽毛，若

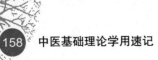

雾露之溉，是谓气。(《灵枢·决气》)

74. 予以一方治其木郁，而诸郁皆因而愈。一方曰何？逍遥散是也。(《医贯·郁病论》)

75. 人卧血归于肝。肝受血而能视，足受血而能步，掌受血而能握，指受血而能摄。(《素问·五藏生成》)

76. 肝藏血，心行之，人动则血运于诸经，人静则血归于肝脏。何者？肝主血海故也。(王冰注《素问·五藏生成》)

77. 吐衄漏崩，肝家不能收摄荣气，使诸血失道妄行。(《丹溪心法·头眩》)

78. 肝属木，木气冲和调达，不致郁遏，则血脉得畅。(《血证论·脏腑病机论》)

79. 春三月，此曰发陈，天地俱生，万物以荣。(《素问·四气调神大论》)

80. 阳气者，大怒则形气绝，而血菀于上，使人薄厥。(《素问·生气通天论》)

81. 治怒为难，惟平肝可以治怒，此医家治怒之法也。(《杂病源流犀烛》)

82. 正月二月，天气始方，地气始发，人气在肝。(《素问·诊要经终论》)

83. 心者，君主之官，神明出焉。肺者，相傅之官，治节出焉。脾胃者，仓廪之官，五味出焉。肝者，将军之官，谋虑出焉。肾者，作强之官，伎巧出焉。胆者，中正之官，决断出焉。小肠者，受盛之官，化物出焉。大肠者，传导之官，变化出焉。膀胱者，州都之官，津液藏焉，气化则能出矣。三焦者，决渎之官，水道出焉。(《素问·灵兰秘典论》)

84.心藏神，肺藏魄，肝藏魂，脾藏意，肾藏志。(《素问·宣明五气篇》)

85.喜乐者，神惮散而不藏。(《灵枢·本神》)

86.胆者，中精之府。(《灵枢·本输》)

87.人以水谷为本，故人绝水谷则死。(《素问·平人气象论》)

88.五脏者，皆禀气于胃；胃者，五脏之本也。(《素问·玉机真脏论》)

89.清气在下，则生飧泄。浊气在上，则生䐜胀。(《素问·阴阳应象大论》)

90.膀胱不利为癃，不约为遗尿。(《素问·宣明五气》)

91.上焦如雾，中焦如沤，下焦如渎。(《灵枢·营卫生会》)

92.头者，精明之府，头倾视深，精神将夺矣。(《素问·脉要精微论》)

93.诸脉者皆属于目，诸髓者皆属于脑，诸筋者皆

属于节，诸血者皆属于心，诸气者皆属于肺，此四支八溪之朝夕也。(《素问·五藏生成》)

94.脑为髓之海……髓海不足，则脑转耳鸣，胫酸眩冒，目无所见，懈怠安卧。(《灵枢·海论》)

95.其本在肾，其末在肺，皆积水也。(《素问·水热穴论》)

96.肝气通于目，肝和则目能辨五色矣。脾气通于口，脾和则口能知五谷矣。肺气通于鼻，肺和则鼻能知臭香矣。心气通于舌，心和则舌能知五味矣。肾气通于耳，肾和则耳能闻五音矣。(《灵枢·脉度》)

97.北方生寒，寒生水，水生咸，咸生肾，肾生骨髓，髓生肝，肾主耳。其在天为寒，在地为水，在体为骨，在藏为肾，在色为黑，在音为羽，在声为呻，在变动为栗，在窍为耳，在味为咸，在志为恐。恐伤肾，思胜恐；寒伤血，燥胜寒；咸伤血，甘胜咸。(《素问·阴阳应象大论》)

98.十一月十二月，冰复，地气合，人气在肾。(《素问·诊要经终论》)

99.肾两者，非皆肾也。其左者为肾，右者为命门。命门者，诸神精之所舍，原气之所系也；男子以藏精，女子以系胞。(《难经·三十六难》)

100.命门为元气之根，为水火之宅。五脏之阴

气，非此不能滋；五脏之阳气，非此不能发。(《景岳全书·传忠录·命门余义》)

101. 唇为飞门，齿为户门，会厌为吸门，胃为贲门，太仓下口为幽门，大肠小肠会为阑门，下极为魄门，故曰七冲门也。(《难经·四十四难》)

102. 人以水谷为本，故人绝水谷则死，脉无胃气亦死。(《素问·平人气象论》)

103. 小肠居胃之下，受盛胃中水谷而分清浊，水液由此而渗于前，糟粕由此而归于后，脾气化而上升，小肠化而下降，故曰化物出焉。(《类经·藏象类》)

104. 三焦者，中渎之府也，水道出焉，属膀胱，是孤之府也。(《灵枢·本输》)

105. 膀胱，本州都之官，藏津液。州都者，下邑也，远于京师，且津液必气化而后能出……水液自小肠泌，则汁渗入膀胱之中，胞气化之而为尿，以泄出也。(《杂病源流犀烛·膀胱病源流》)

106. 三焦手少阳之脉……下膈，循属三焦。(《灵枢·经脉》)

107. 心主手厥阴心包络之脉……下膈，历络三焦。(《灵枢·经脉》)

108. 腑有六者，谓三焦也。有原气之别焉，主持诸气，有名而无形，其经属手少阳。(《难经·三十八难》)

109. 三焦者，原气之别使也，主通行三气，经历于五脏六腑。(《难经·六十六难》)

110. 上焦不治则水泛高原，中焦不治则水留中脘，下焦不治则水乱二便。三焦气治，则脉络通而水道利。(《类经·藏象类》)

111. 中焦……此所受气者，泌糟粕，蒸津液，化其精微，上注于肺脉，乃化而为血，以奉生身，莫贵于此。(《灵枢·营卫生会》)

112. 中焦受气取汁，变化而赤是谓血。(《灵枢·决气》)

113. 人始生，先成精，精成而脑髓生。(《灵枢·经脉》)

114. 脑为元神之府，精髓之海，实记忆所凭也。(《类证治裁·卷三》)

115. 灵机记性不在心而在脑。(《医林改错》)

116. 脑中为元神，心中为识神。元神者，藏于脑，无思无虑，自然虚灵也；识神者，发于心，有思有虑，灵而不虚也。(《医学衷中参西录·人身神明诠》)

117. 两耳通脑，所听之声归脑；两目系如线长于脑，所见之物归脑；鼻通于脑，所闻香臭归于脑；小儿周岁脑渐生，舌能言一二字。(《医林改错》)

118. 脑者人身之大主，又曰元神之府……脑气筋入

五官脏腑，以司视听言动……人身能知觉运动，及能记忆古今，应对万物者，无非脑之权也。(《医易一理》)

119. 脑者髓之海，诸髓皆属于脑，故上至脑，下至尾骶，髓则肾主之。(《医学入门·天地人物气候相应图》)

120. 肝藏魂，人之知觉属魂；肺藏魄，人之运动属魄。(《素问·灵枢类纂约注》)

121. 经本阴血也，何脏无之，唯脏腑之血皆归冲脉，而冲为五脏六腑之血海，故经言太冲脉盛则月事以时下，此可见冲脉为月经之本也。(《景岳全书·妇人规》)

122. 带脉下系于胞宫，中束人身，居身之中央。(《血证论·崩带》)

123. 女子之胞，男子为精室，乃血气交会，化精成胎之所，最为紧要。(《中西汇通医经精义》)

124. 心肾相交，全凭升降。而心气之降，由于肾气之升；肾气之升，又因心气之降。(《慎斋遗书》)

125. 水不升为病者，调肾之阳，阳气足，水气随之而升；火不降为病者，滋心之阴，阴气足，火气随之降。则知水本阳，火本阴，坎中阳能升，离中阴能降故也。(《吴医汇讲》)

126. 神生于气，气生于精，精化气，气化神。(《类

证治裁·内景综要》)

127. 虽神由精气而生，然所以统驭精气而为运用之主者，则又在吾心之神。(《类经·摄生类》)

128. 气不耗，归精于肾而为精；精不泄，归精于肝而化清血。(《张氏医通》)

129. 脾胃二气相为表里，胃受谷而脾磨之，二气平调，则谷化而能食。(《诸病源候论·脾胃诸病候》)

130. 胃司受纳，脾主运化，一运一纳，化生精气。(《景岳全书·脾胃》)

131. 太阴湿土，得阳始运，阳明燥土，得阴自安。以脾喜刚燥，胃喜柔润故也。(《临证指南医案·卷二》)

132. 胆附于肝，相为表里。肝气虽强，非胆不断。肝胆相济，勇敢乃成。(《类经·藏象类》)

133. 脑为髓之海，肾之精也，在下为肾，在上为脑，虚则皆虚。(《医碥·卷四》)

134. 脑为髓海……髓本精生，下通督脉，命火温养，则髓益充……精不足者，补之以味，皆上行至脑，以为生化之源。(《医述》引《医参》)

135. 火者，心之所主，化生为血液以濡养周身。(《血证论》)

136. 盖人与天地相合，天有日，人亦有日，君火之阳，日也。(《医学真传·头痛》)

137. 心为火脏，烛照万物。(《血证论》)

第四章

经　络

【知识要览】

第一节　经络学说概述

一、经络的基本概念

1. 经络，是经脉和络脉的总称，是运行全身气血，联络脏腑形体官窍，沟通上下内外，感应传导信息的通路系统，是人体结构的重要组成部分。

2. 经脉与络脉：①经，路径。经脉是主干，纵行于固定的路径，多循行于深部。②络脉：络，网络。络脉是分支，纵横交错，网络全身，深浅部皆有。

二、经络学说的形成

解剖、医学、生活、哲学相结合，通过对经络感传现象和循经病理现象的整体观察，对针刺主治作用的反复验证而形成，是古人长期医疗实践的总结。《黄帝内经》的成书，奠定了经络学说和整个中医学理论体系的基础。

三、经络系统的组成——由经脉、络脉及其连属部分组成

（一）经脉：是经络系统的主干，主要有正经、经别和奇经三大类。

1. 十二正经（经脉）：包括手足三阴三阳经，十二正经是气血运行的主要通道。

2. 十二经别：是从十二经脉别出的重要分支，具有加强十二经脉中相为表里的两条经脉的联系和补充十二正经的作用。

3. 奇经八脉：即督脉、任脉、冲脉、带脉、阴跷脉、阳跷脉、阴维脉、阳维脉，具有统率、联络和调节十二经脉中气血的作用。

（二）络脉：是经脉的小分支，有别络、浮络、孙络之分。

1. 十五别络：是络脉中较大者，具有加强十二经脉相为表里的两经之间在体表的联系和渗灌气血的作用。

2. 孙络，是最细小的络脉，有"溢奇邪""通荣卫"的作用。

3. 浮络，是循行于人体浅表部位，起着沟通经脉，输达肌表的作用。

（三）连属部分：对内连属各个脏腑，对外连于经筋和皮部。

1. 经筋：是十二经脉之气连于筋肉、关节的体系，具有连缀百骸，主司关节运动的作用。

2. 皮部：是十二经脉功能活动反映于体表皮肤的分区。

第二节　十二经脉

一、十二经脉的名称——根据分布于手足内外、所属脏腑的名称和阴阳属性而命名

行于上肢，起于或止于手的经脉，为手经；行于下肢，起于或止于足的经脉，为足经。分布于四肢内侧面的经脉，属"阴经"，分别为太阴、厥阴、少阴；分布于四肢外侧面的经脉，属"阳经"，分别为阳明、少阳、太阳。阴经隶属于脏，阳经隶属于腑（表4-1）。

表4-1　十二经脉名称及循行

	阴经 （属脏、内侧）	阳经 （属腑、外侧）	循行部位	
手	手太阴肺经	手阳明大肠经	上肢	前缘
	手厥阴心包经	手少阳三焦经		中线
	手少阴心经	手太阳小肠经		后缘
足	足太阴脾经*	足阳明胃经	下肢	前缘
	足厥阴肝经*	足少阳胆经		中线
	足少阴肾经	足太阳膀胱经		后缘

　　*注：在足背和小腿下半部，肝经在前缘，脾经在中线；至内踝上八寸交叉之后，脾经在前缘，肝经在中线。

二、十二经脉的走向交接规律

　　（一）十二经脉的走向规律：手三阴从胸走手，手三阳从手走头，足三阳从头走足，足三阴从足至胸腹。

　　（二）十二经脉的交接规律：相为表里的阴经与阳经在四肢末端交接；同名的手足阳经在头面部交接（头为诸阳之会）；手足阴经在胸部交接。

三、十二经脉的分布规律

　　十二经脉以纵行为主，左右对称地分布于人体两侧，每侧十二条。除手阳明大肠经在头面部走向对侧外，一般不走向对侧。

　　（一）头面部的分布：手足六阳经均行经头面部。

阳明经：面部、额部；太阳经：面颊、头顶、头后部；少阳经：头侧部。

（二）四肢部的分布：阴经行于内侧面，太阴在前，厥阴在中，少阴在后；阳经行于外侧面，阳明在前，少阳在中，太阳在后。

（三）躯干部的分布：手三阴经均从胸部行于腋下，手三阳经行于肩部和肩胛部。足三阳经则阳明经行于胸腹面，太阳经行于后背面，少阳经行于侧面。足三阴经均行于胸腹面，自内向外依次为足少阴肾经、足阳明胃经、足太阴脾经和足厥阴肝经。

四、十二经脉的表里关系

手足三阴经、三阳经，其分支及经别和别络相互沟通，组成六对"表里相合"关系（表4-2）。

表4-2　十二经脉的表里关系

表	手阳明大肠经	手少阳三焦经	手太阳小肠经	足阳明胃经	足少阳胆经	足太阳膀胱经
里	手太阴肺经	手厥阴心包经	手少阴心经	足太阴脾经	足厥阴肝经	足少阴肾经

五、十二经脉的流注次序

十二经脉气血循环贯注，"始于肺、终于肝，复注

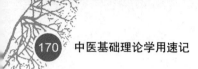

于肺"，首尾相贯，如环无端。十二经脉循环是气血循环流注的主要途径（图4-1）。

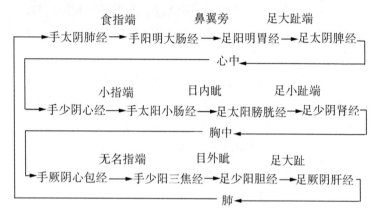

图4-1　十二经脉的流注次序

六、十二经脉的循行部位

略。

第三节　奇经八脉

概念：奇者，异也。即督、任、冲、带、阴跷、阳跷、阴维、阳维脉的总称，亦称"奇经"。循行分布没有规则，与五脏六腑没有直接的属络联系，相互之间也没有表里关系，异于十二正经的八条经脉。

一、奇经八脉的主要生理机能

（一）密切十二经脉的联系：与十二经脉交叉相接，有联系、补充和分类组合的作用。

（二）调节十二经脉气血：双向性的涵蓄和调节十二经气血。

（三）与某些脏腑关系密切：与脑、髓、女子胞等奇恒之腑以及肾脏等有较为密切的联系。

二、奇经八脉的循行部位和基本机能

1. 起于胞中，出于会阴，一源三歧：督脉，行于背部，阳脉之海，与脑、髓、肾有密切联系。任脉，行于腹部，阴脉之海；主胞胎，与女子月经来潮及妊养、生殖功能有关。冲脉，行于人体前后上下，为十二经脉之海，又为"血海"，与女子月经及孕育功能有关。

2. 带脉：环腰如带，约束纵行诸经；主司妇女带下。

3. 阴阳跷脉：均起于下肢，主肢节运动，司眼睑开合。

4. 阴阳维脉：均起于下肢，阴维合任脉以维络诸阴，阳维合督脉以维络诸阳。

第四节　经别、别络、经筋、皮部

略。

第五节　经络的生理机能和应用

一、经络的生理机能

沟通联系作用、运输渗灌作用、感应传导作用、调节作用。

二、经络学说的临床应用

阐释病理变化、指导疾病的诊断、指导疾病的治疗。

【名词释义】

1. 经络：经络是经脉和络脉的总称，是运行全身气血，联系脏腑形体官窍，沟通上下内外，感应传导信息的通路系统，是人体结构的重要组成部分。

2. 经络学说：经络学说是研究人体经络系统的概念、构成、循行分布、生理功能、病理变化及其与脏腑形体官窍、精气血神之间相互联系的基础理论。

3. 十二经脉：十二经脉是经脉中的主要部分，气血运行的主要通道。包括手三阴、手三阳、足三阴、足三阳共十二条。十二经脉又称为正经。

4. 奇经八脉：奇，异也。指有异于十二正经的八条经脉，包括督脉、任脉、冲脉、带脉、阴维脉、阳维脉、阴跷脉、阳跷脉。由于它们的分布不像十二经脉那样规则，与脏腑无属络关系，彼此之间也无表里关系，与十二正经不同，故称为"奇经"。

5. 浮络：指分布于人体浅表部位的络脉。

6. 孙络：指络脉中最细小者，又称"孙脉"。

7. 别络：为络脉中较大者，又称"大络"。十二正经及任、督脉各分出一支络脉，加上脾之大络，合称"十五别络"。若加胃之大络，共有十六别络。

8. 经别：即别行的正经，它们是从十二正经别出，深入躯体深部，循行于胸、腹及头部的重要支脉，具有加强十二经脉中相为表里的两经之间联系的作用，又称为"十二经别"。

9. 经筋：是十二经脉之气结、聚、散、络于筋肉、关节的体系，又称"十二经筋"，受十二经脉气血的濡养和调节，具有连缀四肢百骸、主司关节运动的作用。

10. 皮部：指十二经脉及其所属络脉在体表的分区，又称"十二皮部"。

11. 属络：属，指经脉与其所隶属的脏或腑的联系。络，指属脏的经脉与其相合的腑或属腑的经脉与其相合的脏的联络。通过十二经脉的相互属络，使相表里的脏与腑在生理功能上相配合，病理上相互影响。

12. 一源三歧：指任、督、冲三脉皆起于胞中，同出于会阴，然后别道而行，故称此脉为"一源三歧"。

13. 任主胞胎：任脉起于胞中，与女子月经来潮、妊养胎儿及生殖功能密切相关，故曰"任主胞胎"。

14. 血海：一指冲脉。冲脉起于胞中，前后上下贯穿全身，能容纳十二经脉之血；与女子月经密切相关，故称为"血海"。一指肝脏。肝藏血以调节全身血量，为女子经血之源，故也称为"血海"。

15. 阳脉之海：指督脉。督脉行背部正中，多次与手足三阳经及阳维脉相交会，对全身阳经气血起总督和调节作用，故称"阳脉之海"。

16. 阴脉之海：指任脉。任脉行腹部正中，多次与手足三阴经及阴维脉交会，能总任阴脉之间的相互联系，调节阴经气血，故称"阴脉之海"。

17. 十二经脉之海：指冲脉。冲脉上至头，下至足，后行于背，前布胸腹，贯穿全身，分布广泛，为一身气血要冲。而且，上行者行脊内渗诸阳，下行者行下肢灌诸阴，能容纳和调节十二经气血，故称为"十二经脉之海"。

18. 头为诸阳之会：手三阳经止于头面部，足三阳经起于头面部，手三阳和足三阳经在头面部交接。

19. 得气：是指对经穴做针灸或推拿等刺激时，受者局部或沿经络循行部位有酸、麻、胀、重及触电等感觉，而施行者也同时有针下沉紧或吸针等感觉，表示经气已至，治疗有效，故曰"得气"。

20. 经气：又称经络之气，是一身之气分布到经络的部分。经气循经运行，发挥感应传导各种信息以调节脏腑形体官窍的机能以及抗御外邪侵袭等作用。

21. 六合：①每一对相为表里的经别组成一"合"，十二经别手足三阴三阳共组成六对，称为"六合"。②指上下四方。

22. 感应传导：指经络系统对于针刺或其他刺激的感觉传递和通导作用。针刺中的"得气"现象和"行气"现象就是经络感应传导作用的表现。

【简要解答】

1. 经络的生理功能有哪些？

答：经络系统具有四大功能：①沟通联系作用：沟通脏腑与体表、脏腑与官窍以及脏腑之间，经脉之间的联系作用；②运输渗灌气血作用；③感应传导作用；④调节各脏腑形体官窍的功能活动作用。

2. 十二经脉的走向、交接规律如何？

答：十二经脉的走向和交接有一定规律可循：手三阴经从胸腔内脏走向手指端，交手三阳经；手三阳经从手指走向头面部，交足三阳经；足三阳经从头面部走向足趾端，交足三阴经；足三阴经从足趾走向腹部或胸部，交手三阴经。

3. 十二经脉表里关系如何？有何意义？

答：十二经脉有六对表里经：即手足阳明和太阴相表里，手足少阳和厥阴相表里，手足太阳和少阴相表里。相表里的经脉相互属络脏腑，阴经属脏络相表里的腑，阳经属腑络相表里的脏。既加强了表里两经联系，又促进相表里的脏与腑在功能上的协调配合。相表里两经及所属络脏腑病理上可相互影响，治疗时可脏实者泻其腑，腑虚者补其脏。或交叉取相表里两经的腧穴。

4. 十二正经在头面部的分布规律如何？

答：六条阳经均行经头面部：阳明经主行于面部，其中足阳明经行额部；少阳经行侧头部；手太阳经行面颊部。足太阳经行头顶和后头部。六条阴经除手太阴经、手厥阴经不上头面外，其余均达头面之深部（目系、舌下、舌根）或颠顶。

5. 十二正经在四肢部的分布规律如何？

答：十二经脉在四肢部的分布特点是：阴经行内侧面，一般太阴经在前，厥阴经在中，少阴经在后，唯足厥阴经和足太阴经在内踝尖上八寸以下交换位置，变成厥阴经在前，太阴经在中。阳经行外侧面，阳明经在前，少阳经在中，太阳经在后。

6. 奇经八脉如何调节十二经气血？

答：奇经八脉对十二经气血是以蓄入和溢出方式进行双向性调节的。当十二经气血满溢时，就会流入奇经，蓄以备用；当十二经气血不足时，奇经中所涵蓄的气血则溢出补充十二经气血，以维持十二经气血的相对恒定。

7. 简述督脉与脑、髓、肾之间的关系。

答：督脉循行贯脊络脑，又络肾，与脑、髓、肾有密切联系。病理上，"脊强反折""脊强而厥"以及精冷不育和阳虚不孕等生殖系统疾患与督脉有关，常可从督脉论治。

8. 试述循行于胸腹面的经脉自内向外的次序。

答：循行于胸腹面的经脉，自内向外依次为：任脉，足少阴肾经，足阳明胃经，足太阴脾经和足厥阴肝经。

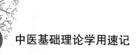

9. 试述阴阳维脉的生理功能。

答：阴阳维脉的主要功能是维系全身经脉。阴维脉与手足三阴经交会，最后合于任脉；阳维脉与手足三阳经相交，最后合于督脉。故阳维有维系全身阳经的作用，阴维有维系全身阴经的作用。

10. 冲脉与女子月经及孕育功能有何联系？

答：女子月经来潮及孕育功能，皆以血为基础。冲脉起于胞中，分布广泛，为"十二经脉之海"，又为"血海"，因此女子月经来潮及妊娠与冲脉盛衰密切相关。只有当冲脉气血旺盛时，其血才能下注胞中，或泻出为月经，或妊娠时以养胎。

11. 何谓经筋？其生理功能有哪些？

答：经筋，是十二经脉经气结、聚、散、络于筋肉、关节的体系，经筋附于骨和关节，具有约束骨骼、主司关节运动的功能。此外，经筋还布满躯干和四肢的浅部，对周身各部分脏器组织起到一定保护作用。

12. 何谓"引经报使"？其理论基础是什么？

答："引经报使"理论是以经络学说为依据，在药物归经基础上创立的一种用药组方理论。引经，即指某些药物能引导其他药物选择性地治疗某经、某脏的病。如头痛证，病在阳明经，用白芷；病在太阳经，用羌活；病在少阳经，用柴胡；等等。报使，则略同药引，因方剂不同而分别选用。如以姜为引，取其走表祛寒。

13．试述手、足阳经的交接规律。

答：同名手、足阳经有 3 对，都在头面部交接。如手阳明大肠经与足阳明胃经交接于鼻翼旁，手太阳小肠经与足太阳膀胱经交接于目内眦，手少阳三焦经与足少阳胆经交接于目外眦。

14．经络有哪些连属部分？

答：经络系统的组成中，除经脉、络脉外，还包括连属部分。经络对内连属各个脏腑，对外连于筋肉、关节、皮肤，因而脏腑、经筋、皮部可作为经络系统的连属部分。

15．何谓经脉、络脉？两者之间有何关系？

答："经"，有路径、途径之意，经脉是经络系统的主要通路，即主干。"络"，有联络、网络之意，络脉是经脉的分支，错综联络，遍布全身。经脉和络脉的区别：①主要是"经为主干，络为分支"；②经多行于深部，络则深浅均有。

16．何谓浮络？简述其分布和功能。

答：浮络，是循行于人体浅表部位，"浮而常见"的络脉。其分布广泛，没有定位，起着沟通经脉、输达肌表的作用。

17. 何谓孙络? 主要有何作用?

答:孙络是细小的络脉,属络脉的再分支,分布全身,难以计数。孙络在人体内有"溢奇邪""通荣卫"的作用。

18. 经别如何加强十二经脉与头面部的联系?

答:十二经脉中的六条阳经分布于头面部,六条阴经则个别到达头面部,而十二经脉中六条阳经的经别循行于头面部,六条阴经的经别亦上过头部。如足三阴经的经别合于阳经后上行头部;手三阴经的经别经喉咙上达头面部,并在喉咙、耳后完骨、目内眦等处合于相表里的阳经经别,从而加强了十二经脉对头面部的联系。

19. 经络如何沟通脏腑之间的联系?

答:经络沟通脏腑之间联系的途径,主要有:①十二经脉中每一经都属络一脏和一腑,构成脏腑之间的表里关系;②某经脉除属络特定内脏外,还联系多个脏腑,如足少阴肾经,除属肾络膀胱之外,还联络肝、心、肺等脏;③多条经脉同与一脏相联络,如与肺相联络的经脉除肺经、大肠经之外,还有心经、肾经、肝经等;④经别加强了某些脏腑之间的联系,如足三阳经可通过其经别与心相连。这就构成了脏腑之间的多种联系。

20. 别络如何加强人体前、后、侧面的联系？

答：十二经脉的别络，其脉气汇集于十二经的"络穴"；督脉别络散布背部、头部，并于太阳；任脉别络散布于腹部；脾之大络散布于胁部。故别络可加强十二经脉及任督二脉与躯体组织的联系，尤其加强人体前后侧面的联系。

21. 别络如何加强十二经脉表里两经在体表的联系？

答：十二经脉的别络行于身体的浅表部位，在肘膝关节下分出后，走向相表里的经脉，并与其相遇。阴经之别络络于阳经，阳经之别络络于阴经，加强了十二经脉中表里两经在体表的联系。

22. 试述外邪通过经络由表传里的过程。

答：经络是外邪由表传里的途径。这是由于经络内属于脏腑，外布于肌表。当体表受到病邪侵袭时，可通过经络由表及里，由浅入深，从皮毛、孙脉、络脉、经脉，逐次向里传变而波及脏腑。

23. 试述十二经脉的命名依据。

答：十二经脉中每一经脉名称，都是据其分布于手足内外、所属脏腑和阴阳属性而命名。主要行于上肢，起于或止于手的经脉称手经；主要行于下肢，起于或止于足的经脉称足经。分布于四肢内侧面的为阴经，阴经隶属于脏；分布于四肢外侧面的为阳经，阳经隶属于腑。按阴阳三分法，一阴分为太阴、厥阴、少阴三阴，一阳分为阳明、少阳、太阳三阳。太阴、阳明经在四肢内外之前缘，厥阴、少阳经在四肢内外之中线，少阴、太阳经在四肢内外之后缘。

24．举例说明经络学说对方剂组成的指导意义。

答：方剂是按君臣佐使组方原则针对证候的性质而配成的中药处方，经络学说是指导方剂组成的主要理论之一。如交泰丸用入心、脾、胃经的黄连，清心以泻上亢之火，为君；以入肾、肝、脾经的肉桂，温肾以蒸肾阴上济，为臣。如此则肾阴升而心火降，引火归原，以治心肾不交的失眠等病证。

25．试述经络学说的形成与阴阳五行学说之间的关系。

答：经络学说的形成离不开阴阳五行学说的渗透和指导。如十二经脉分手足三阴三阳，奇经八脉的阴阳维、阴阳跷，络脉的阴络、阳络；阴经行内，阳经行外的分布规律；十二经脉的阴阳表里配属关系；经络的生理功能及"开、阖、枢"理论；经穴的命名及"五输穴"的临床应用，等等，均有阴阳五行理论贯穿其中。

26．试述经络系统的组成。

答：经络系统由经脉、络脉及连属部分组成。经脉是经络系统的主干，主要有十二经脉、奇经八脉及十二经别三类。十二经脉是气血运行的主要通道，与脏腑有直接属络关系，包括手足三阴经和手足三阳经十二条；奇经八脉是十二经脉以外的重要经脉，包括任脉、督脉、冲脉、带脉、阴阳维脉、阴阳跷脉共八条；十二经别是从十二经脉别出的经脉。络脉包括别络、浮络、孙络三类。别络较大，又称大络，共十六支；浮于体表的络脉称为浮络；最细小的络脉称为孙络。经络对内连属各个脏腑，对外连于筋肉、皮肤，故脏腑、经筋、皮部属于经络系统的连属部分。

27．经络学说的形成与哪些因素有关？

答：经络学说的形成是古人长期医疗经验的总结，与许多因素有关，主要是：①古人对以砭刺、导引、推拿、气功等方法进行保健或治疗时所出现的经络感传现象的观察；②对病理情况下循经所出现的经络病证的观察；③对穴位主治功用的观察归纳；④对当时人体解剖、生理的认识；⑤阴阳五行学说的渗透和指导。

28．试述十二正经与奇经八脉的异同。

答：正经、奇经均属经脉，除带脉外，均为纵行人体较深部位的经脉，此为二者大致相同之处。但是，十二正经是人体气血运行的主要通道，其命名有手足三阴、三阳的区别。十二正经的循行有一定的起止部位和交接顺序，在肢体的分布及走向有一定的规律，与脏腑有直接的属络关系，彼此之间也有表里关系。在躯干胸腹面、背面及头面、四肢，均是左右对称地分布于人体两侧，每侧十二条；左右两侧经脉，除特殊情况外（如手阳明大肠经在面部走向外侧），一般不走向对侧。这些是与奇经八脉不同之处。

29. 试述十二经脉的交接方式及其交接规律。

答：①相为表里的阴经与阳经共 6 对，均在四肢末端交接。②同名的手、足阳经有 3 对，都在头面部交接。③足、手阴经，又称"异名经"，有 3 对，交接部位均在胸部内脏。

30. 试述十二经脉气血流注的具体次序。

答：十二经脉气血流往的次序是：起于手太阴肺经，依次流注手阳明大肠经、足阳明胃经、足太阴脾经、手少阴心经、手太阳小肠经、足太阳膀胱经、足少阴肾经、手厥阴心包经、手少阳三焦经、足少阳胆经，最后传至足厥阴肝经，复回到手太阴肺经，从而首尾相贯，如环无端。

31. 奇经八脉的主要功能是什么？

答：奇经八脉的功能主要有：①密切十二经脉之间的联系。奇经八脉在分布过程中与十二经脉交叉相接，加强十二经脉之间的联系，补充十二经脉循行分布的不足，并对十二经脉的联系起分类组合作用。②调节十二经气血。奇经八脉对十二经气血进行涵蓄和溢出式的双向调节，十二经气血满溢则流入奇经，十二经气血不足时，奇经气血溢入十二经给以补充。③与某些脏腑关系密切。如督脉的"入颅络脑""行脊中""属肾"。任督冲脉同起胞中，相互交通等。

32. 奇经八脉如何循行分布？

答：督脉行人体后正中线；任脉行人体前正中线；冲脉行腹部、下肢及脊前；带脉横行腰部；阳跷脉行下肢外侧、腹部、胸后及肩、头部；阴跷脉行下肢内侧、腹部及头目；阳维脉行下肢外侧、肩和头项；阴维脉行下肢内侧、腹部和颈部。除带脉外，均自下而上行，上肢没有奇经八脉分布，与脑、髓、女子胞等奇恒之腑联系较密切。任、督、带脉均仅有一条而单行，冲脉除小部分外也是单行的。

33. 试述别络的生理功能。

答：①加强十二经脉中表里两经在体表的联系，这一功能主要是通过阴经之别络走向阳经，阳经之别络走向阴经来实现。②加强人体前、后、侧面统一联系，统率其他络脉。③渗灌气血以濡养全身。经脉中的气血，通过别络的渗灌作用，注入孙络、浮络，并逐渐扩散到全身起濡养作用。

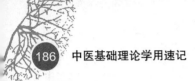

34．试述人体经络系统所具有的沟通联系作用的具体表现。

答：①脏腑与体表的联系。主要是通过十二经脉内属外连作用，使外周体表的筋肉、皮肤、肢节等与内在脏腑相互沟通联系，且体表一定部位可与体内不同脏腑存在广泛的整体性联系。②脏腑与官窍之间的联系。由于十二经脉内属于脏腑，在循行分布过程中，又经过口、眼、耳、鼻、舌及二阴等官窍，使体内脏腑通过经络与官窍相互沟通而成为一个整体。③脏腑之间的联系。通过经脉属络脏腑关系，某些经脉循行过程中联系多个脏腑，多条经脉同达一脏等渠道，以及经别的补正经之不足，构成了脏腑之间多种联系。④经络系统各部分之间的联系。如十二经络的衔接流注、交叉、交会；表里经、同名经和异名经之间相互贯通，内部气血相互交流；经别、别络的加强表里经关系；奇经八脉和十二经脉纵横交错，相互联系；无数络脉的网络沟通等。

35．经络学说如何阐释人体的病理变化？

答：经络能运行气血，濡养脏腑组织，起着抗御外邪、保卫机体作用。病理状态下，经络是病邪传注的途径。①体表受邪，可通过经络由表及里，由浅入深，从皮毛、孙脉、络脉、经脉，逐次向里传变而波及脏腑。②脏腑病变可通过经络的传导反映于外。故临床上可用经络学说阐释五脏六腑病变所出现的体表特定部位或相应官窍的症状和体征，并可用"以表知里"的思维方法诊察疾病。③脏腑病变相互传变，亦可用经络学说理论解释。

36. 试述阴阳跷脉的功能。

答：阴阳跷脉的功能有：①主司下肢运动：阴阳跷脉分起于足内外踝下，从下肢内外侧分别上行头面，具有交通一身阴阳之气和调节肢体肌肉运动机能，主要使下肢运动灵活跷捷；②司眼睑开合：阴阳跷脉交会于目内眦，阳跷主一身左右之阳，阴跷主一身左右之阴，阳气盛则瞋目，阴气盛则瞑目，故阴阳跷脉有司眼睑开合的功能。

37. 督脉的功能有哪些?

答：督脉的主要功能有二：①调节阳经气血，为"阳脉之海"，对全身阳经气血起调节作用。②反映脑髓和肾的功能。督脉行脊里，入络脑，又络肾，与脑、髓、肾关系密切，可反映脑、髓、肾的生理功能和病理变化。肾为先天之本，主髓通脑，主生殖，故脊强、厥冷及精冷不育等生殖系统疾患与督脉有关。

38. 何谓皮部? 其生理功能如何? 皮部理论在中医诊断治疗中有何意义?

答：皮部，是十二经脉及其所属络脉在体表的分区，受十二经脉及其络脉气血的濡养滋润而维持正常功能。皮部位于人体最浅表部位，与外界直接接触，对外界变化具有调节作用，并依赖布散于体表的卫气，发挥抗御外邪的作用。观察皮部的色泽和形态变化，有助于诊断某些脏腑、经络的病变。在皮肤一定部位施行针、灸、贴、熨等疗法，可治疗内脏病变。

39. 如何理解经络的感应传导作用？

答：感应传导，是指经络系统具有感应及传导针灸或其他刺激等各种信息的作用，经络的这种作用是通过运行于经络之中的经气对信息的感受、负载作用而实现的。通过经气对信息的感受、负载作用，各种治疗刺激及信息，可以随经气到达病所，起调整治疗作用。此外，经络还能分别将信息运载至有关的脏腑形体官窍，反映和调整其功能状态。

40. 经络学说如何指导疾病的诊断？

答：运用经络学说，可根据经脉的循行部位和所属络脏腑的生理病理特点来分析各种临床表现，推断疾病发生于何经、何脏、何腑，并可根据症状性质和先后次序判断病情轻重及发展趋势。常用的方法有：①循经诊断，即根据疾病表现症状和体征，结合经络循行分布部位及属络脏腑进行诊断；②分经诊断，即根据病变所在部位，详细区分疾病所属经脉进行诊断；③其他如络脉诊察、观察小儿指纹、耳壳视诊等，均以经络学说为理论基础。

41. 经络学说如何指导疾病的治疗？

答：①指导针灸推拿治疗：利用经络通行气血、感应传导、联系沟通、传送病邪等特性，用针灸、推拿等方式刺激腧穴，以达到调理经络气血及脏腑功能、扶正祛邪之目的，并以经络学说指导针灸处方配穴。②指导药物治疗：口服和外用的中药以经络为通道、气血为载体，通过经络传输，到达病所发挥治疗作用。经络学说还是药物四气五味及归经理论的基础，是指导方剂组成的主要理论之一。

42. 如何理解经络系统对人体的调节作用？

答：经络系统通过其沟通联系、运输渗灌气血作用及其经气的感受、负载信息的作用，对各脏腑形体官窍的功能活动进行调节，使人体复杂的生理功能相互协调，维护阴阳动态平衡状态。经络的调节作用，是一种良性、双向性调节，即原来亢奋的，可调节使之抑制；原来抑制的，可调节使之兴奋，促使人体机能活动恢复平衡协调。

【拓展记忆】

1. 夫十二经者，内属于腑脏，外络于肢节。(《灵枢·海论》)

2. 经脉者，所以行血气而营阴阳，濡筋骨，利关节者也。(《灵枢·本藏》)

3. 宗筋主束骨而利机关也。(《素问·痿论》)

4. 泻其有余，补其不足，阴阳平复。(《灵枢·刺节真邪》)

5. 雷公曰：愿卒闻经脉之所始生。黄帝曰：经脉者，所以能决死生，处百病，调虚实，不可不通。(《灵枢·经脉》)

6. 雷公曰：何以知经脉之与络脉异也？黄帝曰：经脉者常不可见也，其虚实也以气口知之，脉之见者皆络脉也。(《灵枢·经脉》)

7. 经脉十二者，伏行分肉之间，深而不见；其常见者，足太阴过于外踝之上，无所隐故也。诸脉之浮而常见者，皆络脉也。(《灵枢·经脉》)

8. 夫十二经脉者，人之所以生，病之所以成，人之所以治，病之所以起，学之所始，工之所止也。(《灵枢·经别》)

9. 学医不知经络，开口动手便错。盖经络不明，

无以识病证之根源，究阴阳之传变。(《扁鹊心书》)

10.经脉为里，支而横者为络，络之别者为孙。(《灵枢·脉度》)

11.水者，地之血气，如筋脉之通流者也。(《管子·水地》)

12.足太阳与少阴为表里，少阳与厥阴为表里，阳明与太阴为表里，是为足阴阳也。手太阳与少阴为表里，少阳与心主为表里，阳明与太阴为表里，是为手之阴阳也。(《素问·血气形志》)

13.五脏有疾也，应出十二原，而原各有所出，明知其原，睹其应，而知五脏之害。(《灵枢·九针十二原》)

14.若夫八尺之士，皮肉在此，外可度量切循而得之，其死可解剖而视之，其脏之坚脆，腑之大小，谷之多少，脉之长短，血之清浊，气之多少，十二经之多血少气，与其少血多气，与其皆多血气，与其皆少血气，皆有大数。(《灵枢·经水》)

15.脉有奇常，十二经者，常脉也；奇经八脉则不拘于常，故谓之奇经。盖人之气血常行于十二经脉，其诸经满溢则流入奇经焉。(《圣济总录》)

16.手之三阴，从脏走手；手之三阳，从手走头；足之三阳，从头走足；足之三阴，从足走腹。(《灵枢·

逆顺肥瘦》)

17.人头者，诸阳之会也。诸阴脉皆至颈、胸中而还，独诸阳脉皆上至头耳，故令面耐寒也。(《难经·四十七难》)

18.凡十二经络脉者，皮之部也。(《素问·皮部论》)

19.欲知皮部，以经脉为纪者，诸经皆然。(《素问·皮部论》)

20.夫邪之客于形也，必先舍于皮毛；留而不去，入舍于孙脉；留而不去，入舍于络脉；留而不去，入舍于经脉，内连五脏，散于肠胃。(《素问·缪刺论》)

21.刺之要，气至而有效。(《灵枢·九针十二原》)

22.阴脉荣其藏，阳脉荣其府，如环之无端，莫知其纪，终而复始。其流溢之气，内溉脏腑，外濡腠理。(《灵枢·脉度》)

23.络脉所行，乃不经大节，而于经脉不到之处，出入联络，以为流通之用。(《类经·经络类》)

24.凡此十五络者，实则必见，虚则必下，视之不见，求之上下，入经不同，络脉异所别也。(《灵枢·经脉》)

25.十二经脉，三百六十五络，其血气皆上于面而走空窍。(《灵枢·邪气藏府病形》)

26.阳维者，维络诸阳，起于诸阳会也；阴维者，维络诸阴，起于诸阴交也。(《难经集注·二十八难》)

27.阴跷、阳跷，阴阳相交，阳入阴，阴出阳，交于目锐眦，阳气盛则瞋目，阴气盛则瞑目。(《灵枢·寒热病》)

28.夫跷脉者，捷疾也，言此脉是人行走之机要，动作之所由也，故曰跷脉也。(《太平圣惠方·辨奇经八脉法》)

29.夫带者，言束也，言总束诸脉，使得调柔也。(《太平圣惠方·辨奇经八脉法》)

30.夫带下俱是湿证，而以带名者，因带脉不能约束而有此病。(《傅青主女科》)

31.女子不孕之故，由伤其冲、任之脉，则月经不调、赤白带下、经漏、经崩等病生焉。(《医宗金鉴·妇科心法要诀》)

32.夫任者妊也，此是人之生养之本。(《太平圣惠方·辨奇经八脉法》)

33.督脉为病，脊强反折。(《素问·骨空论》)

34.曰：奇经之为病，何如？然：阳维维于阳，阴维维于阴，阴阳不能自相维，则怅然失志，溶溶不能自收持。阳维为病苦寒热，阴维为病苦心痛。阴跷为病，阳缓而阴急，阳跷为病，阴缓而阳急。冲之为病，逆气而里急。督之为病，脊强而厥。任之为病，其内苦结，男子为七疝，妇子为瘕聚。带之为病，腹满，腰溶溶若坐水中。此奇经八脉之为病也。(《难经·二十九难》)

35. 夫冲脉者，五脏六腑之海也，五脏六腑皆禀焉。(《灵枢·逆顺肥瘦》)

36. 冲脉者，十二经之海也。(《灵枢·动输》)

37. 冲脉者，为十二经之海，其输上在于大杼，下出于巨虚之上下廉。(《灵枢·海论》)

第五章
体　质

【知识要览】

第一节　体质学说概述

一、体质的概念

（一）体质的基本概念：体质通过人体形态、机能和心理活动的差异性表现出来。反映出个体的身心特征。

（二）体质的构成：体质由形态结构、生理机能和心理状态的差异性构成。

（三）体质状况的评价：通过体质的构成要素来体现。

1. 体质的评价指标：外部特征与内部机能代谢相结合，身体素质与心理适应能力相结合。

2.理想体质的标志：略。

（四）体质的特点：具有先天遗传性、差异多样性、形神一体性、群类趋同性、相对稳定性、动态可变性、连续可测性和后天可调性。

二、体质学说的形成及发展

源于《内经》，历代医家进一步丰富和发展。

第二节　体质的生理学基础

一、体质与脏腑经络及精气血津液的关系

脏腑、经络的结构变化和功能盛衰，以及精气血津液的盈亏都是决定人体体质的重要因素。

二、影响体质的因素

先天禀赋是体质形成的基础，同时受年龄因素、性别差异、饮食因素、劳逸所伤、情志因素、地理因素、疾病针药等因素的影响。

第三节　体质的分类

一、体质的分类方法

古今医家从不同角度对体质做了不同的分类。有五

分法、七分法、九分法、十二分法等。阴阳分类法是体质分类的基本方法。

二、常用体质分类及其特征

（一）阴阳平和质：阴阳平和质是功能较为协调的体质类型。

（二）偏阳质：具有亢奋、偏热、多动等特点。

（三）偏阴质：具有抑制、偏寒、多静等特点。

附：九种常见体质（中华中医药学会标准）：①平和质；②气虚质；③阳虚质；④阴虚质；⑤痰湿质；⑥湿热质；⑦血瘀质；⑧气郁质；⑨特禀质。

第四节 体质学说的应用

一、个体对某些病因的易感性
略。

二、阐释发病原理
体质强弱与类型决定着发病与否及发病情况。

三、解释病理变化
体质因素决定病机的从化、疾病的传变。

四、指导辨证
体质是辨证的基础，体质决定疾病的证候类型。

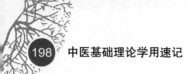

五、指导治疗

辨证论治是中医治疗的基本原则和特色，而形成证候的内在基础是体质。

（一）区别体质特征而施治：治疗中，常以患者的体质状态作为立法处方用药的重要依据。

（二）根据体质特征注意针药宜忌：注意药物性味、用药剂量、针灸宜忌等。

【名词释义】

1.体质学说：是以中医理论为指导，研究正常人体体质的概念、形成、特征、类型、差异规律及其对疾病发生、发展、演变过程的影响，并以此指导对疾病进行诊断和防治的理论知识。

2.体质：是指人类个体在生命过程中，由遗传性和获得性因素所决定的表现在形态结构、生理机能和心理活动方面综合的相对稳定的特性。

3.体表形态：是个体外观形态的特征，包括体格、体型、体重、性征、体姿、面色、毛发等。

4.体格：是指反映人体生长发育水平、营养状况和锻炼程度的状态。

5.体型：是指身体各部位大小比例的形态特征，又称身体类型。

6.质势：是指不同的体质类型所具有的潜在的相对稳定的倾向性。

7.病势：是指具有不同病变特点的致病因素致病后病理演变的趋势。

8.质化：质化即从化。指病势与质势相结合，使病变性质发生不同的变化，病势依附于质势，从体质发生转化。

9.从化：即病情随体质而发生的转化，又称为质化。

10.健康：是人体在形态结构、生理功能和精神心理方面的完好状态。

【简要解答】

1.体质是由哪几方面的差异性构成的？具体内容是什么？

答：体质由形态结构、生理功能和心理状态三方面的差异性构成。形态结构的差异性主要通过身体外形体现出来，以躯体形态为基础，与内部脏器结构密切相

关，首先表现为体表形态、体格、体型等方面的差异；
生理功能的差异性反映了脏腑功能的盛衰偏颇，表现为
脏腑经络及精气血津液的生理功能的强弱差异；心理特
征的差异性主要表现为人格、气质、性格等的差异。

2. 何谓心理？人的心理活动反映在体质上的差异
主要表现为哪些方面？

答：心理是指客观事物在大脑中的反映，是感觉、
知觉、情感、记忆、思维、性格、能力等的总称，属于
中医学神的范畴。人的心理活动在体质的差异性，主要
表现为人格、气质、性格等的差异。

3. 构成体质的基本内容有哪些？相互之间的关系
如何？

答：基本内容有三方面：①形态结构；②生理功
能；③心理活动。三者之间的关系是：形态结构包括
外部形态结构和内部形态结构（脏腑经络及精气血津液
等），外部形态结构是体质的外在表现，内部形态结构
是体质的内在基础。特定的形态结构总是表现为某种特
定的心理倾向，不同脏腑的机能活动，总是表现为某种
特定的情感、情绪反应与认知活动，而心理活动又影响
着形态结构与生理功能，并表现出相应的行为特征。

4. 体质具有哪些特点？

答：体质的特点有八：①体质具有先天遗传性；

②体质具有后天可调性；③体质具有形神一体性；④体质具有差异多样性；⑤体质具有群类趋同性；⑥体质具有相对稳定性；⑦体质具有动态可变性；⑧体质具有连续可测性。

5. 父母素质强壮，其子女体质也一定健康是否正确？简述其原因。

答：不正确。因为人体体质的形成，不仅受先天因素的影响，还受后天多种因素的共同影响。除父母的素质外，父母血缘关系的远近、父母生育的年龄、母亲在妊娠期的营养和疾病因素等均会对体质的形成产生影响。

6. 饮食因素对体质的形成有什么影响？

答：饮食物各有不同的成分或性味特点，长期的饮食习惯和固定的膳食品种质量，日久可因体内某些成分的增减等变化而影响体质。如果饮食品种多样，搭配合理，定时定量，五味调和，脾胃健运，则水谷之精充足，脏腑组织得养，有利于形成良好的体质。如果长期饮食不节，则必然给体质带来不利的影响，如饮食量少，精血气津液化生不足，则会导致体质虚弱；嗜食肥甘厚味，助湿生痰，易形成痰湿体质；嗜食辛辣则易化火伤阴，形成阴虚火旺体质；过食咸则胜血伤心，易形成心气虚体质；饮食无度，日久损伤脾胃，易形成形盛气虚体质。

7. 体力劳动和脑力劳动对体质的不同影响主要表现在哪里？

答：体力劳动主要动用筋骨，适度的劳作或体育锻炼，可使筋骨强壮，关节通利，能促进饮食物的消化吸收，加强内脏的功能活动，有利于形成良好的体质；脑力劳动主要动用心神，若同时适当参加体力劳动或体育锻炼，可增强体质。但过度的劳作，则易于损伤筋骨，消耗气血，致脏腑精气不足，形成虚性体质；长期端坐伏案，脑力劳动过度，则易致气血不畅，并暗耗营血，使心脾两虚，也易形成虚性体质。

8. 情志因素是如何影响体质的？

答：情志活动的产生、维持有赖于内在脏腑的机能活动，以脏腑精气阴阳为物质基础，故七情的变化，可以通过影响脏腑精气的盛衰变化，而影响人体的体质。情志和调则气血通畅，脏腑功能协调，体质强壮；情志过度，或持久不懈，往往导致内脏气血阴阳的耗损或紊乱，进而给体质造成不良的影响。

9. 地理因素是怎样影响体质的？

答：不同地区或地域具有不同的地理特征，包括地壳的物理性状、物产及气候条件等特征。这些均影响着不同地域人群的饮食结构、居住条件、生活方式、社会民俗等，从而制约着不同地域生存的不同人群的形态结构、生理机能和心理特征的形成和发展，形成了不同地域人群的体质差异和特征。如西北方人形体多壮实，腠理致密；东南方人多体型瘦弱，腠理疏松。

10. 疾病对体质有何影响？

答：疾病对体质的影响多是不利的，如大病、久病之后，常使体质虚弱；某些慢性病迁延日久，也易表现出相应的体质特异性，如慢性肝炎，易形成瘀血体质和阴虚体质；慢性肾炎易形成肾阳虚、肾阴虚体质；慢性肺痨，则易形成肺肾阴虚体质。但感染某些病邪，患某些疾病，如麻疹、痄腮等，还会使机体具有相应的免疫力，使患者终生不再罹患此病。

11. 体质因素影响疾病的传变，主要表现在哪几个方面？

答：疾病传变与否，主要取决于体质因素，体质一方面通过影响正气的强弱，决定发病与否和影响传变。如体质强壮者，一般不易感邪发病，即使发病，也不易传变；体质虚弱者，不但易于感邪，且易深入传变。另一方面通过决定病邪的"从化"而影响传变，如偏阳质者，感邪易从阳化热，疾病多向实热和虚热方面发展；偏阴质者，疾病多从阴化寒，疾病多向实寒或虚寒方面转化。

12．简述质化的一般规律。

答：质化的一般规律是：素体阴虚阳亢者，受邪后多从热化；素体阳虚阴盛者，受邪后多从寒化；素体津亏血耗者，易致邪从燥化；素体气虚湿盛者，受邪后多从湿化。

13．人体正常体质大致分几个类型？各类型体质的生理特征是什么？

答：正常体质大致分为阴阳平和质、偏阳质、偏阴质三类。阴阳平和质是功能较为协调的体质类型，主要表现为身体强壮，胖瘦适中，肤色明润含蓄，目光有神，性格开朗、随和，食量适中，二便通调，脉象缓匀有神，夜眠安和，精力充沛，反应灵活，思维敏捷，调节适应能力强。偏阳质是指具有亢奋、偏热、多动等特征的体质类型，主要表现为形体偏瘦或适中，面色多略偏红或微苍黑，或呈油性皮肤。性格外向，喜动好强，易急躁，自制力较差，食量较大，大便易干燥，小便易黄赤，平时畏热喜冷，易出汗，脉多偏阳，精力旺盛，动作敏捷，反应灵敏，性欲较强。偏阴质是指具有抑制、偏寒、多静等特征的体质类型，主要表现为形体适中或偏胖，较易疲劳，面色偏白或欠华，性格内向，喜静少动，或胆小易惊，食量较小，平时喜热畏寒，精力偏弱，动作迟缓，反应较慢，性欲偏弱。

14. 体质形成的生理学基础是什么？试述其机理。

答：脏腑经络、精气血津液是体质形成的生理学基础。人体脏腑、经络、形体官窍通过经络的联络、功能的配合与隶属关系，以五脏为中心构成了五大生理系统。以精气血津液为物质基础，通过五脏系统的功能活动，调节着体内外环境的协调平衡，决定着个体的体质差异。人体的生命活动，离不开脏腑，脏腑的形态和功能特点是构成并决定差异的最根本因素。在个体先天、后天因素的共同作用下，不同个体常表现出某一藏象系统的相对优势或劣势化的倾向，从而产生了不同的体质。经络是联系沟通、协调各脏腑机能活动的结构基础，精气血津液是决定体质的重要物质基础，其既是脏腑生理活动的产物，又通过经络的转输作用，输布于人体各脏腑形体官窍成为其功能活动的物质支撑。脏腑精气的盛衰、经络气血的多少，决定着体质的强弱，并影响着体质类型。故脏腑经络、精气血津液是体质形成的生理学基础。

15. 试述男、女、老、幼在体质上的不同特点。

答：男子以肾为先天，以精气为本，性多刚悍，体魄健壮魁梧，能胜任繁重的体力和脑力劳动，性格多外向、粗犷，心胸开阔。由于男子多用气，故气常不足，病多耗精伤气。女子以肝为先天，以血为本，性多

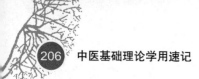

柔弱，体型小巧苗条，性格多内向、文静、细腻，多愁善感。由于女子多用血，故血常不足，病多伤血，并因经、带、产、乳的特殊生理，而有月经期、妊娠期、产褥期的体质改变。老年人的体质特点是精气神渐衰，阴阳失调，脏腑功能减退，代谢缓慢，气血郁滞，动作迟缓，劳动及生活能力渐退。小儿生机旺盛，体质渐强，其体质特点为：脏腑娇嫩，形气未充，筋骨未坚，肌肤柔嫩，易虚易实，易寒易热。

16. 试述体质学说在中医学中的应用。

答：①说明个体对某些病因的易感性、耐受性和发病倾向性。②阐释发病原理：体质反映了正气的盛衰偏颇，体质强壮者，正气旺盛，抗病力强，不易发病。③解释病理变化：主要解释病机的从化和疾病的传变。④指导辨证：体质决定证候类型，证候特征中包含着体质的特征。⑤指导治疗："因人制宜"的核心应是区别体质而治疗，故治疗时一要区别体质特征而施治，二是根据体质特征注意用药宜忌，三要兼顾体质特征重视善后调理。⑥指导养生：调摄时形神共养，在饮食、情志、起居、劳逸、运动等各方面都需兼顾体质特征。

17. 体质与证候的关系如何？

答：体质是在非疾病状态下就已存在的个体差异性，证候是对疾病某一阶段或某一类型的病变本质的分析和概括。体质是证候产生的基础，同病异证、异病同证的基础是体质。由于体质的差异，感受相同的病因或患同一种疾病，可表现出不同的证候。而不同的病因或疾病，体质在某些方面有共同点时，证候随体质而变化，常又表现为相同或类似的病机变化和证候类型。故判别体质状况是辨证的前提和主要依据。

【拓展记忆】

1. 人之生也，有刚有柔，有弱有强，有短有长，有阴有阳。(《灵枢·寿夭刚柔》)

2. 五脏者，固有小大、高下、坚脆、端正、偏倾者，六腑亦有小大、长短、厚薄、结直、缓急。(《灵枢·本藏》)

3. 黄色小理者，脾小；粗理者，脾大。……脾小则脏安，难伤于邪也。……脾坚则脏安难伤；脾脆则善病消瘅易伤。(《灵枢·本藏》)

4. 夫王公大人，血食之君，身体柔脆，肌肉软弱。(《灵枢·根结》)

5. 五藏皆柔弱者，善病消瘅。……小骨弱肉者，善病寒热。……粗理而肉不坚者，善病痹。(《灵枢·五变》)

6. 五精所并：精气并于心则喜，并于肺则悲，并于肝则忧，并于脾则畏，并于肾则恐，是谓五并，虚而相并者也。(《素问·宣明五气》)

7. 黄帝问于少俞曰：有人于此，并行并立，其年之长少等也，衣之厚薄均也，卒然遇烈风暴雨，或病或不病，或皆病，或皆不病，其故何也？(《灵枢·论勇》)

8. 四时之风，病人如何？少俞曰：黄色薄皮弱肉者，不胜春之虚风；白色薄皮弱肉者，不胜夏之虚风；青色薄皮弱肉，不胜秋之虚风；赤色薄皮弱肉，不胜冬之虚风也。……黑色而皮厚肉坚，固不伤于四时之风。(《灵枢·论勇》)

9. 愿闻人之有不可病者，至尽天寿，虽有深忧大恐，怵惕之志，犹不能减也。甚寒大热，不能伤也。其有不离屏蔽室内，又无怵惕之恐，然不免于病者，何也？(《灵枢·本藏》)

10. 刺布衣者深以留之，刺大人者微以徐之，此皆因气慓悍滑利也。(《灵枢·根结》)

11. 胃厚、色黑、大骨及肥者，皆胜毒，故其瘦而薄胃者，皆不胜毒也。(《灵枢·论痛》)

第六章
病　因

【知识要览】

概　述

一、病因的概念
导致人体发病的原因即为病因。
二、中医病因学的主要特点
辨症求因（审症求因）。

第一节　六　淫

一、六淫的概念及共同致病特点
（一）六淫的概念：风、寒、暑、湿、燥、火

（热）六种外感病邪的统称。

（二）六淫致病的共同特点：①外感性；②季节性；③地域性；④相兼性。

二、六淫各自的性质和致病特征

（一）风邪

1.风为阳邪，其性开泄，易袭阳位。

2.风性善行而数变：病位游移不定，发病急、变化快。

3.风性主动：症状动摇不定。

4.风为百病之长：为外感病的先导，易兼邪致病。

（二）寒邪

1.寒为阴邪，易伤阳气：使阳气的温化失职。

2.寒性凝滞主痛：凝滞不通，不通则痛。

3.寒性收引：收缩牵引，"寒则气收"。

（三）湿邪

1.湿为阴邪，易损伤阳气，阻遏气机：湿邪弥漫三焦，最易困遏脾气。

2.湿性重浊：以沉重感为特征；分泌物和排泄物秽浊不清。

3.湿性黏滞：症状黏滞；病程缠绵。

4.湿性趋下，易袭阴位：湿性类水，下部易受邪。

（四）燥邪

1. 燥性干涩，易伤津液："燥胜则干"。

2. 燥易伤肺：肺为娇脏；肺喜润恶燥。

（五）火（热）邪

1. 火（热）为阳邪，其性燔灼趋上：火邪伤人部位集中，多在上部。

2. 火热易扰心神：同气相求。"诸热瞀瘛，皆属于火""诸躁狂越，皆属于火"。

3. 火易耗气伤津：迫津外泄；煎熬津液；壮火食气。

4. 火易生风动血：热极生风；灼伤脉络；迫血妄行，引起各种出血证。

5. 火邪易致疮痈：火邪腐蚀血肉，发为痈肿疮疡，以疮疡局部红肿热痛为特征。

（六）暑邪

1. 暑为阳邪，其性炎热：具有夏季明显的季节性。

2. 暑多升散，扰神伤津耗气：暑热迫津外泄，"炅则气泄"。

3. 暑多挟湿：热蒸湿动，暑湿合邪伤人。

第二节 疠 气

一、疠气的概念
一类具有强烈致病性和传染性的外感病邪。

二、致病特点
①发病急骤，病情危笃；②传染性强，易于流行；③一气一病，症状相似。

第三节 七情内伤

一、七情内伤的基本概念
七情内伤是指因七情过激引起脏腑气机失调的致病因素。

二、七情与内脏的关系
人有五脏化五气，以生喜怒悲忧恐。

三、七情内伤的致病特点
（一）直接伤及内脏：情志所伤，以心、肝、脾三脏和气血失调为多见。

（二）影响脏腑气机：怒则气上、喜则气缓、悲则气消、恐则气下、惊则气乱、思则气结。

（三）多发为情志病证：心身疾病与情志具有相关性。

（四）七情变化影响病情：情志与疾病的预后关系密切。

第四节　饮食失宜

一、饮食不节

饥饱无常，损伤脾胃，进一步导致其他疾病。

二、饮食不洁

进食陈腐变质，被疫毒、寄生虫等污染的食物，损伤脾胃，甚至危及生命。

三、饮食偏嗜

寒热偏嗜、五味偏嗜、食类偏嗜，嗜酒成癖。

第五节　　劳逸失度

一、过劳

（一）劳力过度："劳则气耗"，劳伤筋骨、关节、肌肉。"久立伤骨，久行伤筋。"

（二）劳神过度：耗伤心血，损伤脾气。

（三）房劳过度：耗损肾精肾气。

二、过逸

包括体力过逸和脑力过逸。"久卧伤气，久坐伤肉。"

第六节　病理产物

一、痰饮

痰饮是人体水液代谢障碍所形成的病理产物。稠浊者为痰，清稀者为饮，在传统上，痰饮有有形和无形、狭义和广义之分。

（一）痰饮的形成：以肺、脾、肾、肝及三焦的功能失常为本，外因为标。

（二）痰饮的致病特点

①阻滞气血运行；②影响水液代谢；③易于蒙蔽心神；④致病广泛，变幻多端。

二、瘀血

指体内血液停积而形成的病理产物。

（一）瘀血的形成

①血出致瘀；②气滞致瘀；③因虚致瘀；④血寒致瘀；⑤血热致瘀；⑥津亏致瘀；⑦痰饮致瘀。

（二）瘀血的致病特点

①易于阻滞气机；②影响血脉运行；③影响新血生成；④病位固定，病证繁多。

（三）瘀血致病的症状特点

①疼痛；②肿块；③出血；④色紫暗；⑤肌肤甲错，脉象异常。

三、结石

指体内某些部位形成并停滞为病的砂石样病理产物或结块。

（一）结石的形成

①饮食不当；②情志内伤；③服药不当；④体质差异；⑤久病损伤。

（二）结石的致病特点

1. 多发于胆、胃、肝、肾、膀胱等脏腑。

2. 病程较长，轻重不一。

3. 阻滞气机，损伤脉络。

第七节　其他病因

一、外伤

主要包括外力损伤、烧烫伤、冻伤、虫兽所伤等。

二、诸虫

主要包括蛔虫、钩虫、蛲虫、绦虫（又称寸白虫）、血吸虫。

三、药邪

（一）药邪的形成

①用药过量；②炮制不当；③配伍不当；④用法不当。

（二）药邪的致病特点

①中毒；②加重病情。

四、医过

（一）医过的形成

①言语不当；②处方草率；③诊治失误。

（二）医过的致病特点

①易致情绪异常波动；②加重病情，变生他疾。

五、先天因素

（一）胎弱：指胎儿禀受父母的精血不足或异常，以致日后发育障碍、畸形或不良。

表现为：①各类遗传性疾病；②先天禀赋虚弱。

（二）胎毒：狭义指某些传染病，在胎儿期由亲代传给子代，如梅毒。广义指妊娠早期，其母感受邪气或误用药物、误食不利于胎儿之物，导致遗毒于胎儿，出生后渐见某些疾病。

【名词释义】

1.病因：指破坏人体相对平衡状态而引起疾病的原因。

2.三因学说：即陈无择的三因分类法。六淫入侵为外所因，内伤七情为内所因，饮食劳倦、跌仆金刃、虫兽所伤为不内外因。

3.辨症求因：主要以病证的临床表现为依据，对病证的症状、体征进行综合分析，推求病因，称为辨症求因。

4.六气：六气是指风、寒、暑、湿、燥、火六种正常的自然界气候变化。

5.六淫：六淫是指风、寒、暑、湿、燥、火六种外感病邪的统称。

6.风性主动：风性主动指风邪致病具有动摇不定的特征。

7.风为百病之长：①指风邪常兼他邪合而伤人，为外邪致病的先导；②风邪为病，致病最多。

8.虚邪：虚邪的含义有二：①致病邪气的通称。因邪气乘虚而侵入，故名。②五邪之一（五邪：虚邪、贼邪、实邪、微邪、正邪）。

9.贼风：泛指四时不正之气，因其乘虚而入，具有贼害性质，故称。

10. 伤寒：寒客肌表，郁遏卫阳者为"伤寒"。

11. 中寒：寒邪侵人，直中于里，伤及脏腑阳气者为"中寒"。

12. 湿性黏滞："黏"，即黏腻；"滞"，即停滞。包括症状的黏滞性和病程的缠绵性。因湿性黏滞，易阻气机，气不行则湿不化，其体胶着难解，故起病隐缓，病程较长，反复发作，或缠绵难愈。

13. 凉燥：燥与寒相结合侵犯人体则病为凉燥之邪。多见于深秋近冬之际。

14. 温燥：燥与温相结合侵犯人体则病为温燥之邪。多见于夏末初秋之际。

15. 少火：指正常的、具有温煦生化作用的火，是维持人体生命活动的阳气。

16. 壮火：指阳热过亢的、能耗损人体正气的病理之火。

17. 疠气：疠气是指一类具有强烈致病性和传染性的外邪。又称疫气、疫毒、戾气、异气、乖戾之气等。

18. 七情内伤：即喜、怒、忧、思、悲、恐、惊七种情志变化。平时属于正常精神活动范围。但若七情太过或持久刺激而使人发病，则成为致病因素。因病由内生，故称"七情内伤"。属精神致病因素。

19. 痰饮：泛指人体内一切水液代谢障碍而形成的病理产物，稠浊者为痰，清稀者为饮。

20. 瘀血：指体内有血液停滞，包括离经之血积存体内，或血运不畅，阻滞于经脉及脏腑的血液，均称为瘀血。

21. 药邪：是指因药物加工、使用不当而引起疾病发生的一类致病因素。

22. 结石：指体内某些部位形成并停滞为病的砂石样病理产物或结块。

23. 医过：也称"医源性致病因素"，是指由于医生的过失而导致病情加重或变生他疾的一类致病因素。

24. 胎弱：胎弱是指胎儿因禀受父母的精血不足或异常，而致发育障碍、畸形或不良的一类病因。

25. 胎毒：胎毒指某些传染病在胎儿期由亲代传给子代而致病的一类病因，也包括妊娠早期，其母感受邪气而遗毒于胎儿，如胎传火毒等。

26. 寒性凝滞：寒性凝滞指寒邪侵人，易使气血津液凝结、经脉阻滞。

【简要解答】

1. 中医学的病因包括哪些内容?

答:包括六淫、疠气、七情、饮食、劳逸、外伤、寄生虫、药邪、医过、先天因素等。

2. 简述中医探求病因的方法。

答:中医探求病因的方法有两种:一是详细询问发病的经过及其有关情况,推断其病因;二是以病证的临床表现为依据,通过综合分析,推求病因,这叫作辨症求因。

3. 六气与六淫二者有什么区别?

答:"六气"和"六淫"都是指自然界的风、寒、暑、湿、燥、火六种气候现象。只要不使人得病,即使狂风暴雨,严寒酷暑,也应称之为"六气"。反之,即使微风细雨,气候变化正常,但因有人适应能力低下而得病,这时,对患病机体来说也应称之为"六淫"。可见,"六气"与"六淫"是既有联系又有区别的。

4. 六淫致病的共同特点是什么?

答:①外感性:六淫之邪多从肌表、口鼻侵犯人体而发病;②季节性:六淫致病常有明显的季节性,如春季多风病,夏季多暑病;③地域性:六淫致病常与居住地区和环境密切相关,如西北多寒、燥,东南多湿、热等；④相兼性：六淫之邪既可单独侵袭人体，又可两种以上相兼同时侵犯人体致病，如风寒感冒、风寒湿痹等。

5. 简述风邪的性质和致病特点。

答：①风为阳邪，性轻扬开泄，易袭阳位；②风性善行数变；③风性主动；④风为百病之长。

6. 如何理解"风性善行而数变"？

答：善行，是指风邪具有善动不居、游移不定的特征。如行痹的关节痛游走不定。数变，是指风邪致病具有发病急、变化快的特点。如荨麻疹的皮疹，皮肤瘙痒发无定处，此起彼伏。

7. 如何理解"风为百病之长"？

答：因为风邪常兼他邪合而伤人，为外邪致病的先导；风邪袭人致病最多。故称"风为百病之长"。

8. 寒邪致病的原因有哪些？

答：不注意防寒保暖；淋雨涉水；汗出当风；贪凉露宿；饮食过于寒凉。

9. 如何鉴别外寒与内寒？

答：外寒指寒邪外袭，为六淫中之寒邪，指病因而言。内寒是机体阳气不足，寒从中生，主要是指心、脾、肾的阳气衰微。外寒是损伤人体阳气的致病因素，内寒则是因机体阳气虚损而表现出寒象的病理反应。外寒不解，损伤阳气，日久可导致内寒；而阳虚之体，抗邪无力，又易感受外寒。

10.寒邪的性质和致病特点是什么？

答：寒为阴邪，易伤阳气；寒性凝滞主痛；寒性收引。

11.简述湿邪的性质和致病特点。

答：①湿为阴邪，易阻遏气机，损伤阳气。②湿性重浊。③湿性黏滞。④湿性趋下，易袭阴位。

12.如何理解湿性黏滞？

答：湿性黏滞主要应从两个方面进行理解：一是症状的黏滞性。指湿邪致病有黏滞不爽的症状。如湿滞大肠，大便黏滞不爽等。二是病程的缠绵性。指湿邪致病多反复发作，缠绵难愈，病程较长。

13.为何说"湿性重浊"？

答：重，即沉重、重着，症状具有沉重感。如头重如裹，四肢沉重，如"湿痹"或"着痹"等。浊，即秽浊，指分泌物和排泄物秽浊不清。如面垢眵多；大便溏泄、下痢脓血；小便浑浊、妇女白带过多；湿疹浸淫流水。

14.寒邪和湿邪在致病特点上有何异同？

答：①相同点：寒邪和湿邪同属阴邪，侵袭人体后，都具有损伤阳气的特点。②不同点为：A.寒邪致病直接损伤机体阳气。湿邪伤阳，多因阻遏脏腑经络的气机升降，尤易困阻脾胃，损伤脾阳。B. 寒性凝滞收引而主痛。寒邪伤人，易使气血凝结阻滞于经脉，不通则痛，故受寒常有头身肢体关节疼痛之症；湿性重着，湿邪犯人，常见头身困重、关节重着等。C. 两邪在致病中，其分泌物和排泄物在形态上不同。寒邪分泌物和排泄物清彻寒冷，湿性分泌物和排泄物是秽浊不清或排泄不爽。

15. 为什么说"伤于风者，上先受之"及"伤于湿者，下先受之"？

答：这因为风为阳邪，具有轻扬升发、向上、向外的特性，侵犯人体，常伤及人体上部及肌表，出现头痛、鼻塞流涕、汗出恶风等症状。而湿类于水，水性趋下，故湿邪侵犯人体，多表现为下部的症状。如水湿内停可见下肢水肿、下肢溃疡、泻痢，妇女带下等下部症状。

16. 为什么说"燥易伤肺"？

答：是因为肺为娇脏，喜润恶燥；肺主皮毛，开窍于鼻，肺通于天气。所以燥邪从口鼻、皮毛侵入人体，最易伤肺。燥邪犯肺后可出现干咳，少痰，甚则胸痛的症状。

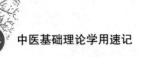

17. 简述火邪的性质和致病特点。

答：火热为阳邪，其性趋上。火热易扰心神。火热易伤津耗气。火热易生风动血。火邪易致疮痈。

18. 为什么说"暑性升散，耗气伤津"及"暑多挟湿"？

答：暑为阳邪，易升易散，可使腠理开泄，汗泄过多而津液损伤，气亦随汗外泄，往往在津伤的同时，伴有气虚之症状，故说暑性升散，耗气伤津。暑季炎热，且多雨潮湿，热蒸湿动，水气弥漫，故暑邪致病，多挟湿邪侵犯人体。

19. 何谓疠气？其致病特点如何？

答：疠气是指一类具有强烈致病性和传染性的外邪。其致病特点是传染性强，易于流行；发病急骤，病情危笃；一气一病，症状相似。

20. 七情与脏腑精气之间的关系如何？

答：脏腑精气是情志活动产生的内在生理学基础，五脏精气可产生相应的情志活动。若五脏精气阴阳出现虚实变化及功能紊乱，气血运行失调，则可出现情志的异常变化。另一方面，外在环境的变化过于强烈，情志过激或持续不解，又可导致脏腑精气阴阳的功能失常，气血运行失调。

21. 七情内伤如何影响脏腑气机?

答:情志致病首伤心神,随之影响脏腑气机,导致脏腑气机升降失常而出现相应的临床表现。如《素问·举痛论》说:"……百病生于气也,怒则气上,喜则气缓,悲则气消,恐则气下……惊则气乱……思则气结。"

22. 内伤七情的致病特点有哪些?

答:①直接伤及内脏;②影响脏腑气机;③多发为情志病证;④七情变化影响病情。

23. 六淫致病和七情致病有何不同?

答:六淫自肌表、口鼻而入,侵犯人体,属外来之邪,故称"外感六淫";七情是直接影响有关的内脏而发病,病由内生。故称"内伤七情"。

24. 饮食偏嗜的损害有哪些?

答:饮食偏嗜作为致病因素,是指特别喜好某种性味的食物或专食某些食物而导致某些疾病的发生。如饮食偏寒偏热,或饮食五味有所偏嗜,或嗜酒成癖等等,久之可导致人体阴阳失调,或导致某些营养物质缺乏而引起疾病发生。

25. 五味偏嗜如何损伤人体?

答:五味,指酸、苦、甘、辛、咸,它们各有不同的作用,不可偏废。且五味与五脏,各有其亲和性。如

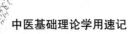

酸入肝，苦入心，甘入脾，辛入肺，咸入肾。五味偏嗜，既可引起本脏功能失调，也可因脏气偏盛，"伤己所胜"，以致脏腑之间平衡关系失调而出现他脏的病理改变。

26. 过劳损伤有哪些方面?

答：过劳损伤包括劳力过度、劳神过度、房劳过度三个方面。

27. 劳力太过有何特点?

答：劳力太过又称"形劳"。劳力过度一是耗伤精气，尤易耗伤脾肺之气。常见如少气懒言，体倦神疲，喘息汗出等。《素问·举痛论》说："劳则气耗。"二是劳伤筋骨，导致形体组织损伤，积劳成疾。

28. 劳神过度有什么表现?

答：劳神过度，又称"心劳"。用神过度，长思久虑，则易耗伤心血，损伤脾气，以致心神失养，神志不宁而心悸、健忘、失眠、多梦和脾失健运而纳少、腹胀、便溏、消瘦等。

29. 房劳过度有何危害?

答：房劳过度，又称"肾劳"。指房事太过，或妇女早孕多育等，耗伤肾精、肾气而致病。此外，房劳过度也是导致早衰的重要原因。

30.痰饮是如何形成的？其致病特点如何？

答：痰饮多由外感六淫、内伤七情等，使肺、脾、肾、肝、三焦及膀胱等脏腑气化功能失常，水液代谢障碍，以致水液停滞而成。其致病特点主要有：阻滞气机、阻碍气血；致病广泛，变化多端；病势缠绵、病程较长；易扰乱神明；多见滑腻舌苔。

31.瘀血是如何形成的？

答：瘀血的形成原因主要有两方面：①因气虚、气滞、血寒、血热等原因，使血行不畅而凝滞。气为血帅，气行则血行，气虚则运血无力；气滞则血行不畅；阳虚血寒则血液凝滞不畅；热入营血，血热搏结等均可形成瘀血。②由于内外伤、气虚失摄或血热妄行等原因造成血离经脉，积存体内形成瘀血。

32.瘀血病证的共同症状特点是什么？

答：瘀血病证的共同症状特点可概括为以下几点：①疼痛：以刺痛、痛处拒按、固定不移、夜间痛甚为特点。②肿块：外伤局部青紫肿胀，瘀积体内，久聚不散，可成癥积，即按之有形，肿块固定不移。③出血：血色多紫暗，伴有血块。④紫绀与失荣：久瘀可见面色黧黑，肌肤甲错，毛发不荣，唇舌青紫等全身症状。⑤脉象细涩，沉弦或结、代。⑥舌质紫暗：舌质有瘀斑、瘀点，或舌下静脉曲张。

33. 结石的致病特点有哪些？

答：结石停聚，阻滞气机，影响气血，损伤脏腑，使脏腑气机壅塞不通，而发生疼痛，为其基本的特征，其致病特点可以归为以下三点：①多发于胆、胃、肝、肾、膀胱等脏腑；②病程较长，轻重不一；③阻滞气机，损伤脉络。

34. 何谓医过？其形成因素如何？

答：医过是指因医生的过失而导致病情加重或变生他疾的一类病因。医过的形成因素主要是：医生的言行不当、处方草率、诊治失误等。

35. 医过有何致病特点？

答：医过的致病特点主要有：①易致情志异常波动，使病情更为复杂。②贻误治疗，加重病情，甚至变生他疾。

36. 先天因素的致病特点是什么？

答：先天因素，是指个体出生时受之于父母的病因。它包括源于父母的遗传性病因和在胎儿孕育期及分娩时所形成的病因。其致病特点主要为两方面：①胎弱：又称胎怯，指胎儿禀受父母的精血不足或异常，以致日后发育障碍、畸形或不良。②胎毒：胎儿期，某些传染病由亲代传给子代，或妊娠早期受伤，导致遗毒胎儿，因而出生后渐见某些疾病。如疮疹、遗毒等。

【拓展记忆】

1. 夫邪之生也，或生于阴，或生于阳。其生于阳者，得之风雨寒暑；其生于阴者，得之饮食居处，阴阳喜怒。(《素问·调经论》)

2. 夫百病之始生也，皆生于风雨寒暑，清湿喜怒。喜怒不节则伤脏，风雨则伤上，清湿则伤下。三部之气，所伤异类。(《灵枢·百病始生》)

3. 风寒湿三气杂至，合而为痹也。其风气胜者为行痹，寒气胜者为痛痹，湿气胜者为着痹也。(《素问·痹论》)

4. 伤于风者，上先受之。伤于湿者，下先受之。(《素问·太阴阳明论》)

5. 风者，善行而数变。(《素问·风论》)

6. 故风者，百病之始也，清静则肉腠闭拒，虽有大风苛毒，弗之能害，此因时之序也。(《素问·生气通天论》)

7. 风者，百病之长也。(《素问·风论》)

8. 痛者，寒气多也，有寒故痛也。(《素问·痹论》)

9. 寒气客于脉外则脉寒，脉寒则缩踡，缩踡则脉绌急，绌急则外引小络，故卒然而痛。(《素问·举痛论》)

10. 风胜则动，热胜则肿，燥胜则干，寒胜则浮，

湿胜则濡泄，甚则水闭附肿。(《素问·六元正纪大论》)

11. 因于湿，首如裹，湿热不攘，大筋緛短，小筋弛长，緛短为拘，弛长为痿。(《素问·生气通天论》)

12. 是故虚邪之中人也，始于皮肤，皮肤缓则腠理开，开则邪从毛发入，入则抵深……(《灵枢·百病始生》)

13. 大热不止，热胜则肉腐，肉腐则为脓，……故名曰痈。(《灵枢·痈疽》)

14. 先夏至日者为病温，后夏至日者为病暑。(《素问·热论》)

15. 气虚身热，得之伤暑。(《素问·刺志论》)

16. 百病生于气也。怒则气上，喜则气缓，悲则气消，恐则气下，寒则气收，炅则气泄，惊则气乱，劳则气耗，思则气结，九气不同，何病之生？岐伯曰：怒则气逆，甚则呕血及飧泄，故气上矣。喜则气和志达，荣卫通利，故气缓矣。悲则心系急，肺布叶举，而上焦不通，荣卫不散，热气在中，故气消矣。恐则精却，却则上焦闭，闭则气还，还则下焦胀，故气不行矣。寒则腠理闭，气不行，故气收矣。炅则腠理开，荣卫通，汗大泄，故气泄。惊则心无所倚，神无所归，虑无所定，故气乱矣。劳则喘息汗出，外内皆越，故气耗矣。思则心有所存，神有所归，正气留而不行，故气结矣。(《素

问·举痛论》）

17.人有五脏化五气，以生喜、怒、思、忧、恐。（《素问·阴阳应象大论》）

18.是故怵惕思虑者则伤神，神伤则恐惧，流淫而不止。因悲哀动中者，竭绝而失生。喜乐者，神惮散而不藏。愁忧者，气闭塞而不行。盛怒者，迷惑而不治。恐惧者，神荡惮而不收。（《灵枢·本神》）

19.恐惧而不解则伤精，精伤则骨痠痿厥，精时自下。（《灵枢·本神》）

20.血有余则怒，不足则恐。（《素问·调经论》）

21.大怒则形气绝，而血菀于上，使人薄厥。（《素问·生气通天论》）

22.故谷不入，半日则气衰，一日则气少矣。（《灵枢·五味》）

23.饮食自倍，肠胃乃伤。（《素问·痹论》）

24.风客淫气，精乃亡，邪伤肝也。因而饱食，筋脉横解，肠澼为痔。因而大饮，则气逆。因而强力，肾气乃伤，高骨乃坏。（《素问·生气通天论》）

25.高粱之变，足生大丁。（《素问·生气通天论》）

26.病热少愈，食肉则复，多食则遗。（《素问·热论》）

27.食饮者，热无灼灼，寒无沧沧。寒温中适，故

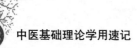

气将持，乃不致邪僻也。(《灵枢·师传》)

28.夫五味入胃，各归所喜，故酸先入肝，苦先入心，甘先入脾，辛先入肺，咸先入肾。久而增气，物化之常也。气增而久，夭之由也。(《素问·至真要大论》)

29.是故多食咸，则脉凝泣而变色；多食苦，则皮槁而毛拔；多食辛，则筋急而爪枯；多食酸，则肉胝而唇揭；多食甘，则骨痛而发落。(《素问·五脏生成》)

30.五劳所伤：久视伤血，久卧伤气，久坐伤肉，久立伤骨，久行伤筋，是谓五劳所伤。(《素问·宣明五气》)

31.寒邪客于经络之中则血泣，血泣则不通，不通则卫气归之，不得复反，故痈肿。寒气化为热，热胜则腐肉，肉腐则为脓，脓不泻则烂筋，筋烂则伤骨，骨伤则髓消，不当骨空，不得泄泻，血枯空虚，则筋骨肌肉不相荣，经脉败漏，熏于五藏，藏伤故死矣。(《灵枢·痈疽》)

第七章

发 病

【知识要览】

第一节　发病原理

发病的基本原理

（一）正气不足是疾病发生的内在因素："正气存内，邪不可干。""邪之所凑，其气必虚。"

（二）邪气是发病的重要条件：邪气影响发病的性质、类型和特点、病情病位等。

（三）邪正相搏的胜负决定发病与不发病。

（四）影响发病的主要因素：环境、体质、精神状态等。

第二节 发病类型

一、感邪即发

感邪即发又称为卒发、顿发。发病迅速之意。

二、徐发

徐发又称为缓发。指发病缓慢。

三、伏而后发

伏而后发感邪后不即时发病，潜伏于内，过时而发。

四、继发

继发是指在原发病的基础上继而发生新的疾病。

五、合病与并病

合病是感邪较盛，邪气同时侵犯两个部位；并病是病位发生转移。

六、复发

引起复发的机制是余邪未尽，正气未复，同时有诱因的作用。

（一）复发的基本特点：①临床表现类似于初病，但又不完全是原有病理过程的再现。比初病的病理损害更复杂，病情更重。②复发的次数愈多，恢复就愈不完全，预后愈差，容易留下后遗症。③大多有诱因。

（二）复发的主要类型：

①疾病少愈即复发；②休止与复发交替；③急性发作与慢性缓解交替。

（三）复发的诱因：

①重感致复；②食复；③劳复；④药复；⑤情志致复。

【名词释义】

1. 正气：相对于邪气而言，是指人体内具有抗病、祛邪、调节、修复等作用的一类细微物质。

2. 邪气：泛指一切致病因素。包括存在于自然界或由人体内产生的种种具有致病作用的因素，如六淫、疠气、痰饮、瘀血、情志内伤等。

3. 感邪即发：指感邪后立即发病，发病迅速的一种发病形式。又称"卒发"或"顿发"。

4. 徐发：即徐缓发病。是指感受病邪后起病缓慢，与卒发相对而言。

5. 伏而后发：是指机体感受某些病邪后，病邪潜伏于体内，其后经过一定的时间，或在诱因作用下过时而发病。

6. 继发：系指在原发疾病的基础上继续发生新的

病证。

7. 合病：凡两经或两个部位以上同时受邪所出现的病证。

8. 并病：指感邪后某一部位病证未罢又出现另一部位病证。

9. 复发：疾病初愈或疾病的缓解阶段，在某些诱因的作用下，引起疾病再度发作或反复发作的一种发病形式。

10. 复病：由复发引起的疾病，称为"复病"。

11. 食复：疾病初愈，因饮食因素而致复发者。

12. 劳复：疾病初愈，因形神过劳或早犯房事而致复发者。

13. 重感致复：因感受外邪致疾病复发。病初愈，邪未尽，重感邪而致疾病复发。

14. 药复：病后滥施补剂，或药物调理运用失当，而致复发者。

【简要解答】

1. 何谓发病？

答：发病是指疾病的发生过程，即机体处于病邪的损害和正气抗损害之间的矛盾斗争过程。因此，疾病的发生关系到致病因素（邪气）和机体本身抗病能力（正气）两个方面。

2. 中医学发病的基本原理是什么？

答：正气不足是疾病发生的内在因素，邪气是发病的重要条件，邪正相搏的胜负决定发病与不发病。

3. 怎样理解中医发病学中的正邪斗争？

答：邪正斗争，是指机体正气与邪气斗争，这关系着疾病是否发生，影响着疾病的发展与转归和决定证候类型。在一般情况下，正气旺盛，能抗邪侵而不病。如果正气不足或邪气过盛，则易发病，故曰："邪之所凑，其气必虚。"在已病的情况下，正能胜邪，则疾病即趋向痊愈；正不敌邪，则疾病发展，甚至病情恶化而死亡。

4. 为什么说正气在疾病发生过程中起主导作用？

答：中医发病学很重视人体的正气，认为人体正气的强弱可以决定疾病的发生与否。若正气旺盛，卫外固密，病邪难以侵入，疾病无从发生，故有"正气存内，邪不可干"之说。若正气虚弱或邪气较盛，则卫外不固，抗邪无力，邪气方能侵入，则发生疾病，因此有"邪之所凑，其气必虚"之说。正气的强弱，还与疾病的病位、病变的轻重及证候的性质有关。

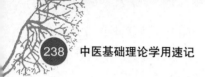

5. 影响发病的主要因素有哪些？

答：影响发病的主要因素包括三个方面：一是外环境，体现在气候因素、地域因素、生活工作环境因素及社会因素影响疾病。二是体质，体质因素决定对某些病邪的易感性及某些疾病的证候类型。三是精神状态，情志过激或过度影响发病。另遗传因素也影响发病。

6. 体质因素与发病有什么关系？

答：体质因素与发病的关系，主要体现在以下三个方面：①体质因素决定着发病的倾向。②体质因素决定对某些病邪的易感性。不同体质类型，对某些病邪有不同的易感性，对某些疾病具有不同的易发性。③体质因素决定某些疾病的证候类型。

7. 发病的类型有哪些？

答：发病类型大致包括六种。即感邪即发、伏而后发、徐发、继发、合并与并病、复发。

8. 什么叫合病与并病？

答：合病，是两经或两个部位以上同时受邪所出现的病证。合病多见于感邪较盛，而正气相对不足，故邪气可同时侵犯两经或两个部位。如伤寒太阳与少阳合病，太阳与阳明合病，温病卫气同病、气血两燔、气营两燔。并病，是指感邪后某一部位的证候未了，又出现另一部位的病证。并病多体现于病位传变之中，即病变部位或场所发生了相对转移。

9. 并病与合病有何不同?

答：并病与合病的区别在于：合病是感受一种邪气可致多部位的侵害，出现多部位的病证；并病是指在疾病过程中病变部位的传变，而原始病位依然存在。故《伤寒来苏集·伤寒论翼》说："合则一时并见，并则以次相乘。"

10. 疾病复发的基本条件是什么?

答：疾病复发的基本条件是：①余邪尚未尽除；②正气已虚，尚未复常；③在诱发因素作用下，损正助邪，导致疾病复发。

11. 复发的基本特点是什么?

答：复发的基本特点：①其基本证候可类似初病，但又不仅是原有病理过程的再现，比初病的病理性损害更复杂、更广泛、病情更重。②复发的次数越多，静止期的恢复就越不完全，预后越差，并常留下后遗症。③大多有诱因。

12. 疾病复发的主要类型包括哪些?

答：疾病复发的主要类型大体可分为三类：①疾病少愈即复发：多见于较重的外感热病。②休止与复发交替：治疗后症状和体征已消，但宿根未除，在诱因作用下复发，如休息痢。③急性发作与慢性缓解期交替：实

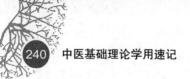

际上是指临床症状的轻重交替，如哮喘。

13.疾病复发的诱因有哪些?

答：疾病复发的诱因主要有以下几方面：重感致复、食复、劳复、药复、情志致复。此外，气候因素、地域因素等也可成为复发的因素。

【拓展记忆】

1.黄帝问曰：肺之令人咳何也？岐伯对曰：五藏六府皆令人咳，非独肺也。帝曰：愿闻其状。岐伯曰：皮毛者，肺之合也，皮毛先受邪气，邪气以从其合也。其寒饮食入胃，从肺脉上至于肺，则肺寒，肺寒则外内合邪，因而客之，则为肺咳。(《素问·咳论》)

2.邪之所凑，其气必虚。(《素问·评热病论》)

3.春伤于风，邪气留连，乃为洞泄；夏伤于暑，秋为痃疟；秋伤于湿，上逆而咳，发为痿厥；冬伤于寒，春必温病。(《素问·生气通天论》)

4.正气存内，邪不可干。(《素问·遗篇·刺法论》)

5.虚邪贼风，避之有时，恬淡虚无，真气从之，精神内守，病安从来。(《素问·上古天真论》)

6.风雨寒热，不得虚，邪不能独伤人，卒然逢疾风

暴雨而不病者，盖无虚，故邪不能独伤人。此必因虚邪之风，与其身形，两虚相得，乃客其形。(《灵枢·百病始生》)

7. 虚邪者，八正之虚邪气也。正邪者，身形若用力汗出，腠理开，逢虚风。其中人也微，故莫知其情，莫见其形。(《素问·八正神明论》)

8. 肉不坚，腠理疏，……则善病风。五脏皆柔弱者，善病消瘅……小骨弱肉者，善病寒热……粗理而肉不坚者，善病痹。(《灵枢·五变》)

9. 凡欲诊病者，必问饮食居处，暴乐暴苦，始乐后苦，皆伤精气，精气竭绝，形体毁沮，……诊有三常，必问贵贱，封君败伤，及欲侯王。故贵脱势，虽不中邪，精神内伤，身必败亡。始富后贫，虽不伤邪，皮焦筋屈，痿躄为挛。(《素问·疏五过论》)

第八章
病 机

【知识要览】

概 述

一、概念及沿革

病机指疾病发生、发展与变化的机理。《内经》提出"病机十九条",奠定了脏腑病机、六气病机理论基础。以后历代各家不断丰富和发展中医病机理论。

二、病机的主要内容

基本病机——邪正盛衰、阴阳失调、精气血津液失常。

系统病机——经络、脏腑病机等。

疾病病机——六经病机、卫气营血病机、三焦病机等。

病证病机——感冒、哮证、痰饮等的病机。

症状病机——疼痛、发热、健忘等的病机。

第一节　基本病机

一、邪正盛衰

（一）邪正盛衰与虚实变化

1.虚实病机："邪气盛则实，精气夺则虚。"

2.虚实变化：主要包括虚实错杂、虚实转化、虚实真假。

（二）邪正盛衰与疾病转归

①正胜邪退；②邪胜正衰；③邪正相持；④邪去正虚；⑤正虚邪恋。

二、阴阳失调

（一）阴阳偏胜：阴胜则寒（实寒），阳胜则热（实热）。属于"邪气盛则实"。

（二）阴阳偏衰：阳虚则寒（虚寒）、阴虚则热（虚热）。属于"精气夺则虚"。

（三）阴阳互损：阴损及阳、阳损及阴。多在损及肾之阴阳及肾本身阴阳失调的情况下而发生，为阴阳互根互用关系的失调。

（四）阴阳格拒：阴阳双方盛衰悬殊，相互格拒，迫使阴阳间不相维系出现寒热真假病理。

1. 阴盛格阳：又称格阳，阳虚阴寒内盛是疾病的本质，虚阳浮越于外从而形成真寒假热证。

2. 阳盛格阴：又称格阴，阳盛于内是疾病的本质，阳热不能达于外从而形成真热假寒证。

（五）阴阳亡失：人体阳气或阴气发生大量脱失，致全身机能严重衰竭的一种病理状态。包括亡阴和亡阳，二者皆有气脱与汗脱。

三、精气血的失常

（一）精的失常

1. 精虚：生成不足或耗损太过，由肾精和水谷之精不足进而导致各脏腑精气不足。

2. 精的施泄失常：包括失精和精瘀。

（二）气的失常

1. 气虚：气的生化不足或耗散过多的病理状态。

2. 气机失调：包括气滞、气逆、气陷、气闭或气脱等病理变化。

（三）血的失常

1. 血虚：以心肝两脏症状较为突出。

2. 血运失常：血寒、血热、血瘀、出血。

（四）精气血关系的失调

1. 精与气血关系的失调：精气两虚、精血不足、气滞精瘀和血瘀精阻。

2. 气血关系失调：气滞血瘀、气虚血瘀、气不摄血、气随血脱、气血两虚。

四、津液代谢失常

（一）津液不足：津液亏少，失于濡润滋养而产生各种干燥枯涩的病理状态。

（二）津液的输布、排泄障碍：包括湿浊困阻、痰饮凝聚、水液潴留。

（三）津液与气血的关系失调：水停气阻、气随津脱、津枯血燥、津亏血瘀、血瘀水停。

五、内生"五邪"

（一）风气内动：内风因体内阳气亢逆变动，与肝关系密切。

包括：①肝阳化风；②热极生风；③阴虚风动；④血虚生风，以及血燥生风。

（二）寒从中生：阳虚而温煦气化功能减退，与脾肾关系密切。

（三）湿浊中生：脾虚不运而水湿停聚，与脾关系密切。

（四）津伤化燥：津液不足而干燥枯涩，与肺、胃、大肠关系密切。

（五）火热内生：脏腑阴阳失调而致火热内扰的病理变化，有虚实之分。阳热化火，邪郁化火，五志化火多属实；阴虚火旺属虚火。

第二节　疾病传变

疾病在机体脏腑经络等组织中的传移和变化。

一、疾病传变的形式

（一）病位传变

1. 表里出入：包括表病入里、里病出表。

2. 外感病的传变：包括伤寒六经传变、温病的三焦传变、卫气营血传变。

3. 内伤病传变：包括脏腑之间的传变，经络之间的传变、经络与脏腑之间的传变。

（二）病性转化

1. 寒热转化：病证的性质发生了改变，由寒化热、由热转寒。

2. 虚实转化：虚实病机的转变，由实转虚、因虚致实。

二、影响疾病传变的因素

①体质因素；②病邪因素；③环境因素；④生活因素；⑤诊治因素。

【名词释义】

1. 病机：即疾病发生、发展与变化的机理。

2. 病机学说：即是研究疾病发生、发展和变化机理及揭示其规律的学说。

3. 邪正盛衰：是指在疾病过程中，致病邪气与机体的抗病能力间相互斗争所发生的盛衰变化。

4. 虚：指正气不足，是以正气虚为矛盾主要方面的一种病理状态。

5. 实：指邪气亢盛，是以邪气盛为矛盾主要方面的一种病理状态。

6. 虚实错杂：指在疾病过程中，邪盛与正衰并存的病理状态。以邪盛为主的，称实中夹虚；以正虚为主的，称虚中夹实。

7. 虚中夹实：指病理变化以正虚为主，又兼夹实邪结滞于内的病理状态。

8. 实中夹虚：指病理变化以邪实为主，又兼有正气虚损不足的病理状态。

9. 虚实真假：指在疾病的某些特殊情况下，即疾病的现象与本质不完全一致的时候，则可出现某些与疾病本质不符的假象的病理状态（或真实假虚，或真虚假实）。

10. 邪结：又称邪留，指在疾病发展过程中，由于邪正相持，势均力敌，正气不能完全驱邪外出，而邪气稽留于一定部位，既不能消散，也不能深入传化的一种病理状态。

11. 两感：指表里两经同时感邪而为病。

12. 阴损及阳：阴虚到相当程度，累及阳气生化不足，继而导致以阴虚为主的阴阳两虚病理状态。

13. 阳损及阴：阳虚较重，无阳则阴无以生，导致阴虚，形成阳虚为主的阴阳两虚证。

14. 格阳：又称阴盛格阳，指阳气极端虚弱，阳不制阴，偏盛之阴盘踞于内，逼迫衰极之阳浮越于外，使阴阳不相维系，相互格拒的一种病理状态。

15. 格阴：又称阳盛格阴，指邪热极盛，阳气被郁，深伏于里，不得外达四肢，而格阴于外的一种病理状态。

16. 亡阳：是指机体的阳气大量亡失，使属于阳的功能突然严重衰竭，因而导致生命垂危的一种病理状态。

17. 亡阴：是指机体的阴气大量亡失，使属于阴的功能突然严重衰竭，因而导致生命垂危的一种病理状态。

18. 精虚：主要指肾精（主要为先天之精）和水谷之精不足及其功能低下所产生的病理变化。

19. 精瘀：指男子精滞精道，排精障碍的病理状态。

20. 气虚：是指一身之气不足，导致脏腑组织功能低下或衰退，抗病能力下降的病理状态。

21. 气机失调：即指气的升降出入运动失调而引起的气滞、气逆、气陷、气闭或气脱等病理变化。

22. 上气不足：指脾气虚损，升清无力，水谷精微不能上奉，头目失养的病理变化。

23. 中气下陷：指脾气虚损，升举无力，气机趋下，无力维系内脏而发生某些内脏下垂的病变。

24. 血虚：指血液不足，血的营养和滋润功能减退，以致脏腑百脉、形体官窍失养的病理状态。

25. 血瘀：是指血液运行迟缓，流行不畅，甚则血液瘀结停滞成积的病理状态。

26. 血热：是指热入于血脉之中，使血液运行加速，脉道扩张，或使血液妄行而出血的病理状态。

27. 内生"五邪"：是指在疾病的发展过程中，由于脏腑经络及精气血津液的功能失常而产生的化风、化寒、化湿、化燥、化火等五种病理变化。由于病生于内，故分别称为内风、内寒、内湿、内燥、内火，统称为内生"五邪"。

28.风气内动：即内风，是指体内阳气亢逆变动而呈现眩晕、动摇、抽搐、震颤等类似风动的病理状态。

29.内寒：即寒从中生，是机体阳气虚衰，温煦气化功能减弱，虚寒内生，或阴邪弥散的病理状态。

30.湿浊内生：又称内湿，是由于脾运化水液功能障碍，从而引起水湿痰饮停聚的病理状态。

31.内燥：是指机体津液不足，人体各组织器官和孔窍失其濡润，因而出现以干燥枯涩失润为特征的病理状态。

32.内火（内热）：指由于阳盛有余，或阴虚阳亢，或邪郁而产生的火热内扰，机能亢奋的病理状态。

33.传变：是指疾病在机体脏腑经络等组织中的传移和变化。

34.病势：在疾病的病位传变中，其病邪可由表入里和由里出表，表明疾病加重或向愈的趋势，称为病势。

35.病位：即疾病所在部位。

36.病位传变：指疾病发展变化中，其病变部位发生相对传移的病理过程。

37.经脉传变：指疾病的病位在经脉和经脉之间的相对传移。

38.病邪出入：又称"病势出入"，即表里之间病邪出入之趋向，包括表邪入里和里病出表。

39.脏腑传变：疾病的病位在形体脏腑表里相传和脏腑间互传的病理过程。

【简要解答】

1.何谓病机？中医病机学说特点如何？

答：病机，即疾病发生、发展与变化的机理。中医病机学说是根据以五脏为中心的藏象理论，通过脏腑组织经络之间的相互联系和相互制约关系来探讨疾病的发展变化规律，从而形成了注重整体联系和运动变化的病理观。充分体现了中医病机学说的整体观和辨证观。

2.中医病机学基本内容有哪些？

答：中医病机学的基本内容主要包括如下几方面：①基本病机：邪正盛衰、阴阳失调、精气血津液失常、内生五邪等。②系统病机：脏腑病机、经络病机。③疾病病机：六经病机、卫气营血病机和三焦病机。④病

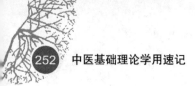

证病机：感冒、哮证、痰饮、疟疾的病机等。⑤症状病机：疼痛、发热、健忘的病机。

3. 何谓基本病机？

答：基本病机，即是指机体对于致病因素侵袭或影响所产生的基本病理反应，是病机变化的一般规律，亦是系统病机和具体病证病机的基础。包括邪正盛衰、阴阳失调和精气血津液代谢的失调的病理变化。

4. 邪正盛衰与虚实变化有哪些内容？

答：在疾病发生发展的过程中，致病邪气与机体正气之间相互斗争中所发生的盛衰变化。随着体内邪正的消长盛衰变化，形成了疾病的虚实病机变化。包括虚或实病机和虚实变化之虚实错杂、虚实转化、虚实真假的病理变化。

5. 何谓虚实病机？

答：虚的病机，主要指正气不足，是以正气虚损为矛盾主要方面的一种病理反映。实的病机，主要指邪气亢盛，是以邪气盛为矛盾主要方面的一种病理反应。

6. 虚实不同病理变化的临床表现如何？

答：虚的病理临床多见：身体瘦弱，神疲体倦，声低气微，或自汗、盗汗，或二便失禁，或疼痛隐隐而喜按，或五心烦热，或畏寒肢冷，脉虚无力等症。

实的病理临床多见：体质壮实，精神亢奋，或壮热狂躁，或烦躁不宁，或疼痛剧烈而拒按，或声高气粗，二便不通，脉实有力等症。

7. 虚和实的病机发展趋势有哪些？

答：随着邪正盛衰的变化，虚实病机发生相应的变化。常见的有虚实错杂、虚实真假、虚实转化。

8. 何谓虚实错杂？

答：在疾病过程中，邪盛和正虚同时存在的病理状态为虚实错杂。包括虚中夹实和实中夹虚两种情况。

9. 虚实错杂病机的特点是什么？

答：虚中夹实，指病理变化以正虚为主，又兼夹实邪结滞于内的病理状态。实中夹虚，指病理变化以邪实为主，又兼有正气虚损不足的病理状态。

10. 如何理解"至虚有盛候""大实有羸状"？试举例说明之。

答："至虚有盛候"，即真虚假实，是指正气虚极反见假实的征象。如脾虚腹胀、气虚便秘、血枯经闭。"大实有羸状"，即真实假虚，是指邪气盛极，结聚于内，反见类似于虚证的假象。如食积泄泻、血瘀崩漏。

11. 邪正盛衰对疾病的发展及转归的影响是什么？

答：疾病的发展及转归取决于邪正盛衰。正胜邪退，疾病向愈；邪盛正衰，疾病恶化，甚至死亡；邪正相持，疾病迁延不愈。

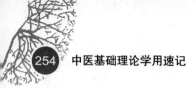

12. 何谓正胜邪衰？其临床意义如何？

答：正胜邪退，是在疾病过程中，正气奋起积极抗御邪气，正气日趋强盛或战胜邪气，邪气日益衰减或被驱除，疾病向好转或痊愈方向发展的一种转归。这亦是许多疾病最常见的一种结局。

13. 何谓邪盛正衰，其临床意义如何？

答：邪盛正衰，是在疾病发展过程中，由于邪气亢盛，正气虚弱，机体抗邪无力，病势迅速恶化的病理过程。由于正不敌邪，则病变可呈现由表入里、由阳入阴、由浅而深、由轻而重的转变和发展，可引起五脏虚亏，元气衰败，病势向恶化或危重发展，若抢救不及时可最终导致死亡。

14. 试述疾病后期正虚邪恋病理的形成、发展趋势和转归。

答：正气大虚，余邪不尽，或邪气深伏，正气无力驱邪，邪气不退，病情缠绵，此即正虚邪恋。其发展趋势和转归有：①恰当的治疗与护理，积极有效的调养，使正气逐渐增强驱除余邪，使疾病好转痊愈。②治疗护理调养不当，正气亏虚，无力驱邪，或因病邪黏滞缠绵，邪气长期留恋下去，转为迁延性或慢性病变，或留下后遗症。

15. 何谓阴阳失调？其病理变化主要表现在哪几方面？

答：阴阳失调是指机体在疾病的发生发展过程中，由于各种致病因素的影响，导致机体的阴阳消长失去相对的平衡协调，从而形成阴或阳偏胜、偏衰、互损、格拒、亡失的病理变化。主要表现为：阴阳偏胜、阴阳偏衰、阴阳互损、阴阳格拒、阴阳亡失等几方面。

16. 何谓阴阳偏盛？

答：阳偏盛指机体在疾病过程中所出现的一种阳气病理性偏盛，机能亢奋，机体反应性增强，热量过剩的病理状态。阴偏盛指机体在疾病过程中所出现的一种阴气病理性偏盛，机能抑制，热量耗伤过多的病理状态。

17. 形成阴阳偏盛的原因是什么？

答：阳偏盛形成多由感受温热阳邪；或感阴寒之邪，从阳化热；或情志内伤，五志过极而化火；或因气滞、血瘀、食积等郁而化热所致。阴偏盛，多由感受寒湿阴邪，过食生冷，寒滞中阳，遏抑阳气所致。

18. 阴阳偏盛的病机特点是什么？

答：阳偏盛的病机特点多表现为阳盛而阴未虚（或虚亏不甚）的实热证。阴偏盛病机特点多表现为阴寒偏盛而阳气未虚（或虚损不甚）的实寒病证。

19.阴阳偏盛的临床表现是什么？

答：阳偏盛的病理表现，常为实性、热性病证，以热、动、燥为特点，可见壮热、烦渴、面红、目赤、尿黄、便干、苔黄、脉数等症。阴偏盛的病理表现，以寒、静、湿为特点，如形寒、肢冷、蜷卧、舌淡、脉迟。

20.何谓阴阳偏衰？

答：阳偏衰，即阳虚。指机体阳气虚损，机体衰退或衰弱，代谢缓慢，产热不足的病理状态。

阴偏衰，即阴虚。指机体阴气不足，阴不制阳，导致阳气相对偏盛，机能虚性亢奋的病理状态。

21.阴阳偏衰的病机特点是什么？

答：阴偏衰的病机特点多表现为阴不足，以及阳相对亢盛的虚热证。阳偏衰的病机特点一般多表现为机体阳气不足，阳不制阴，阴气相对偏亢的虚寒证。

22.形成阴阳偏衰的原因是什么？

答：阴偏衰多由阳邪伤阴，或因五志过极化火伤阴，或久病伤阴等所致。阳偏衰多由先天禀赋不足、后天饮食失养、劳倦内伤、久病伤阳等所致。

23.阴阳偏衰的临床表现如何？

答：阴偏衰的病理表现为：潮热盗汗，五心烦热，颧红升火，咳血或消瘦，咽干口燥，舌红、脉细数等症。阳偏衰的病理表现为：畏寒肢冷，脘腹冷痛、面色㿠白，舌淡脉迟等温煦作用减退的寒象。还有神疲、喜静蜷卧，小便清长，下利清谷等温养兴奋不足的虚象。

24. 何谓"阳胜则阴病"与"阴胜则阳病"？

答："阳胜则阴病""阴胜则阳病"皆为阴阳偏胜病机发展的必然趋势。"阳胜则阴病"是因阳热亢盛过久，对阴气制约太过而致阴津耗损。"阴胜则阳病"则是阴寒内盛，久则必伤阳气。

25. "阳胜则阴病"与"阴胜则阳病"的临床表现有何特点？

答："阳胜则阴病"临床上在出现热象的同时，还会出现伤津的表现，如口渴、小便少、大便干燥等症，但其病变矛盾主要方面仍是阳盛，久之导致津液大伤，阴精亏损，从而转化为实热兼阴亏病证或虚热病证。"阴胜则阳病"临床表现除阴盛实寒证外，常同时伴有机体生理功能减退，产热不足的阳虚征象，如面色㿠白、溲清便溏等症。其病机仍是阴偏盛的实寒为主。

26. 何谓阴阳互损？

答：指阴或阳任何一方虚损到相当程度，病变发展影响及相对的一方，形成阴阳两虚的病机。

27. 形成阴阳互损的原因是什么？

答：由于阴阳互为根本，故阴或阳之间可以发生互损；由于肾阴阳为人体阴阳之本，均以肾中精气为基础，故无论阴虚或阳虚，多在累及肾阴或肾阳，以及肾本身阴阳失调时，才易发生阴阳互损。

28. 何谓阴阳格拒？

答：阴阳格拒是在阴阳偏胜基础上由阴阳双方相互排斥而出现寒热真假病变的一类病机。包括阴盛格阳，阳盛格阴。

29. 阴阳格拒的形成原因是什么？

答：阴阳格拒是阴阳失调病机中比较特殊的一类病机。其形成主要是由于某些原因使阴或阳中的某一方偏盛至极，或阴和阳中的一方极端虚弱，双方盛衰悬殊，盛者踞于内，将另一方格拒于外，迫使阴阳之间不相维系，从而出现真寒假热或真热假寒等复杂的病理表现。

30. 阴阳格拒的病理表现如何？

答：阴盛格阳，又称格阳，其本质是很重的虚寒病变，却出现假热之象。如在面色苍白、四肢逆冷、畏寒蜷卧、脉微欲绝等虚寒病证中，突然出现面色泛红，言语较多，烦热，口渴，脉大而无根等"热象"，即是阴盛于内，格阳于外的真寒假热证。阳盛格阴，又称格阴，其本质是很重的实热病变，却出现某些假寒之象。如在壮热面红、气粗烦躁、舌红、脉数大有力等热盛的病证中，却突然出现四肢不温而逆冷、脉象沉伏等寒象，即是阳盛于内、格阴于外的真热假寒证。

31. 何谓亡阳？其病理表现如何？

答：亡阳，是指机体的阳气大量亡失，使全身机能严重衰竭的一种病理状态。其病理表现是由阳气脱失，故临床可见面色苍白，四肢逆冷，精神萎靡，畏寒蜷卧，脉微欲绝，大汗淋漓等严重虚寒危象。

32. 何谓亡阴？其病理表现如何？

答：亡阴，是指机体的阴气发生突然大量消耗或丢失，使全身机能严重衰竭的一种病理状态。其病理表现是阴气衰竭，临床多见手足虽温而大汗不止，烦躁不安、心悸气喘、脉数疾躁动等危象。

33. 精的失常主要包括哪几个方面？

答：精的失常主要包括两方面：即精虚和精的施泄失常。精虚主要指肾精和水谷之精不足，使其功能低下所产生的病理变化。精的施泄失常包括失精和精瘀。失精是指生殖之精和水谷精微长量丢失的病机变化。精瘀，指男子精滞精道，排精障碍。

34. 何谓气机失调？主要包括哪几种病机变化？

答：气机失调，即气的升降出入运动失调。指在疾病的发展过程中，由于致病因素的影响，进而导致气机运行不畅或升降出入功能失去平衡协调的病理变化。主要包括气滞（气机郁滞）、气逆、气陷、气闭、气脱等病机变化。

35. 何谓气滞？其形成原因和病理表现如何？

答：气机郁滞即气的流通不畅，甚至阻滞，或气郁而不散，从而导致某些脏腑、经络功能障碍的病理状态。

36. 气滞的形成原因是什么？

答：其形成多由情志抑郁不舒，或因痰、湿、食积、瘀血等有形之邪阻碍气机；或因外邪抑遏气机，或脏腑功能阻碍（如肝失疏泄、肺失宣降等）而引起气滞；或因气虚，运行无力而致。

37. 气滞病理表现如何？

答：病理表现则为气滞于某一局部多见闷、胀、痛，进一步可使血运受阻，则发为肿满作胀，甚则引发血瘀、水停，或形成瘀血、痰饮等；气机郁滞，则可使某些脏腑功能失调或障碍，形成脏腑气滞病变，其中尤以肺气壅滞、肝气郁滞和脾胃气滞为多见。

38. 何谓气虚？其形成原因是什么？

答：指一身之气不足及其功能低下的病理状态。主要由于先天禀赋不足，或后天失养，或肺脾肾功能失调而致气的生成不足；也可因劳倦内伤、久病不复等，使气之耗损过多而致。

39. 气机升降失常的病机为何？

答：气逆即升之太过或降之不及以脏腑之气逆上为特征的病理状态。与肺、胃、肝的功能失调关系密切。

气陷是在气虚病变基础上发生的以气的升清功能不足和气的无力升举为主要特征的病理状态。

40. 气机出入失常的病机为何？

答：气闭即气的出入障碍，主要指气郁太过，上壅心胸，闭塞清窍，以致突然昏厥，或浊邪闭塞气道，气之出入受碍，肺通气不畅，呼吸困难的病理状态。气脱指气不内守，大量向外脱逸，从而导致全身性严重气虚不足，出现功能突然衰竭的病理状态。

41. 试述"上气不足"的机理与临床表现。

答："上气不足"是指各种致病因素，导致脾气虚损，升清之力不足，因而无力将水谷精微向上输布，头目失养所出现的一种病理状态。临床上常见头晕、眼花、耳鸣、乏力等症。

42. 何谓血的失常？

答：血的失常，一是因血液的生成不足或耗损太过，致血的濡养功能减弱而引起的血虚；二是血液运行失常而出现的病理变化。

43. 血的失常病机包括哪些内容？

答：血的生化不足或耗伤太过，血的濡养功能减退，形成血虚；血的循环运行失常，或血行迟缓，或血行加速，或血行逆乱，或血液妄行导致的血瘀、出血、血寒、血热等病理变化。

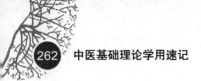

44. 血热炽盛病机的主要表现有哪些?

答:①热象:为实性、热性病机和症状;②动血:血流加速,脉道扩张,脉络充血,可见面红目赤等症;③出血:可灼伤脉络,引起出血;④扰神:出现心烦、躁狂等症;⑤伤阴:热必伤阴。总之,血热病变,临床以既有热象又有动血出血为其特征。

45. 血虚的形成和临床表现如何?

答:血虚多由久病不愈、营血暗耗、失血过多,脾胃虚弱生血不足所致。临床以面色不华、唇舌爪甲色淡不华、头目眩晕、神疲乏力、心悸不宁、脉细等为主要表现。

46. 气血关系失调包括哪些内容? 病理机制如何?

答:①气滞血瘀:因气的运行郁滞不畅而致血运障碍,继而出现血瘀;②气虚血瘀:气虚推动无力而致血瘀;③气不摄血:气虚摄血功能减退,血逸脉外;④气随血脱:气随血液的突然大量流失而脱散,形成气血两虚或气血并脱的病理状态;⑤气血两虚:气虚和血虚并存,脏腑组织失养,人体机能衰退的病理状态。

47. 血瘀与瘀血有何不同?

答:血瘀,是指血液循行迟缓,流行不畅,甚则血液瘀结停滞成积的病理状态。属病机范畴。瘀血是指体内血液停滞,不能正常循行而形成的一种病理产物。属致病因素之一。瘀血是血瘀病变的病理产物。

48.气虚血瘀的病理表现如何？

答：气虚血瘀的表现：轻者，气虚推动无力，血行迟缓；重者，因血不达某些部位，可现某部瘫软不用，甚至萎缩；年高气暴虚，肢体失血养，可致半身不遂。

49.何谓气随血脱？何谓气血两虚？

答：气随血脱指大量出血的同时，气随血液的突然流失而脱散，形成气血两虚或气血并脱的病理状态。气血两虚，指气虚和血虚同时存在，组织器官失养致人体机能衰退的病理状态。

50.精与气血的关系失调有哪些病机变化？

答：精和气血的关系失调可见病理变化包括精气两虚、精血不足、气滞精瘀和血瘀精阻。

51.何谓津液代谢失常？主要表现在哪些方面？

答：指全身或某一环节的津液代谢发生异常，从而导致津液的生成、输布或排泄发生紊乱或障碍的病理过程。主要表现在津液的亏损不足和津液的输布、排泄障碍两个方面。

52.津液亏损不足病机的含义是什么？

答：指机体津液的数量亏少，使脏腑、形体、九窍等得不到充分的濡润、滋养和充盈，因而产生一系列干燥枯涩的病理状态。

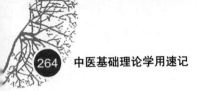

53. 伤津与脱液的病机和病理表现如何?

答：伤津主要是失水。多由吐泻、高热汗出等所致。其病理表现有目陷，螺瘪，尿少，口舌干燥，皮肤弹性差，脉微欲绝等证。脱液不仅失水，又丢失许多精微物质。多由严重热病后期伤津耗液，慢性消耗性疾病损耗，以及大面积烧伤耗液等所致。其病理表现可见形瘦肉脱，肌肤毛发枯槁，舌光红无苔或少苔甚则手足震颤，肌肉瞤动等症。

54. 伤津与脱液之间有何区别与联系?

答：伤津与脱液，有区别亦有联系和影响。一般来说，脱液既丢失水分，亦丢失精微物质，故脱液者或轻或重多存在伤津。而伤津则主要是丧失水分，其精微物质损失不多，故伤津者，一般不至于脱液，即使是严重的伤津，到气随津脱的地步，亦未必会出现脱液证候。

55. 津液的输布障碍和排泄障碍表现形式有何不同?

答：津液的输布障碍主要是津液不能正常地转输和布散导致水湿内生、酿痰成饮；津液的排泄障碍主要导致水溢肌肤，发为水肿。津液的输布障碍和排泄障碍常相互影响，互为因果。

56. 何谓津液输布障碍?

答：指津液不能正常地转输和布散，在体内升降环流迟缓，因而湿浊内生，或在体内某一局部发生滞留，因而津液不化，水湿困阻，或酿痰成饮之病理状态。

57. 何谓津液排泄障碍？

答：主要指津液气化不利，转化成汗液或尿液的功能减退，从而导致水液潴留，上下溢于肌肤发为水肿的病理状态。

58. 何谓湿浊困阻？其病理表现如何？

答：湿浊困阻，指由于脾虚运化水液功能减退，因而津液不能转输布散，久则聚积而成湿浊，形成湿浊内困，阻遏气机之病理状态。其病理表现，可见胸闷呕恶、脘腹痞满、便溏、苔腻等症。

59. 何谓气随津脱？其形成原因何在？

答：气随津脱，指因津液大量丢失，气随津液外泄，从而导致阳气暴脱亡失的病理状态。其成因多由大汗伤津，或严重吐泻，耗伤津液所致。

60. 如何理解"吐下之余，定无完气"？

答：指频繁而严重的呕吐、泄泻致使体内津液大量丢失，气失其依附而随津液外泄，从而导致阳气暴脱亡失的危症，说明了气与津液的密切关系。

61. 内生五邪与外感六淫的区别是什么？

答：内生五邪由脏腑及精气血津液功能失常而产生，属内伤病机，所致病证多为里证、虚证或虚实错杂

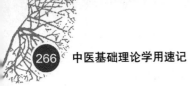

证；外感六淫由自然界的气候变化失常而产生，属于外感病的病因，所致病证多为表证、实证。

62. 内风与外风有何区别？

答：外风从肌表口鼻而入，多先侵袭肺系，正虚邪盛则内传里，多表现发热恶风、出汗、脉浮；内风自内而生，多由脏腑功能失调所致，与肝的关系最为密切，表现为眩晕、肢麻、震颤、抽搐。

63. 何谓风气内动？

答：风气内动，又称内风，与肝密切相关，包括热极生风、肝阳化风、阴虚生风、血虚生风。

64. 何谓热极生风？

答：热极生风，又称热盛风动，多见于热性病的极期，由于邪热炽盛，煎灼津液，伤及营血，燔灼肝经，使筋脉失其濡养所致。临床上以高热、神昏、抽搐、痉厥、颈项强直、角弓反张、目睛上吊等为临床特征。

65. 内寒的机理及其临床特点是什么？

答：内寒主要由于机体阳气不足，失于温煦，使脏腑组织表现为病理性功能减退。以寒、白、稀、润、静为其临床表现。

66. 寒从中生的病理表现如何？

答：寒从中生的病理表现，主要有两个方面：一是温煦失职，虚寒内生，呈现出面色苍白，形寒肢冷等阳热不足之象，或因寒性凝滞，其性收引，使筋脉收缩，血行迟滞，而现筋脉挛急，肢节痹痛等。二是阳气不足，气化功能减退或失司，水液不得温化，从而导致阴寒性病理产物的积聚或停滞，如水湿痰饮之类，以致尿、痰、涕、涎等排泄物澄澈清冷，或大便泄泻，或水肿等。

67. 内湿与外湿的关系如何？

答：外湿和内湿相互影响，外湿发病，必伤及脾，脾失健运，则内湿生；而内湿由于脾虚，水湿不化，又易于感受外湿。

68. 试述内、外燥的区别和联系。

答：外燥是感受外界燥邪所致，可发生于秋季的外感疾病，故称秋燥。外燥有温燥和凉燥之分，燥而偏寒者为凉燥，燥而偏热者为温燥。外燥偏重于犯肺。内燥多由高热、大汗、剧烈吐泻，或失血过多，或年高体弱，阴血亏损所致，临床上表现出一派津伤阴亏之候，如皮肤干燥，口干咽燥，毛发不荣，肌肉瘦削，尿少、便干等，内燥遍及全身，以肺、胃、肠多见，伤及血脉，则与肝、肾有关。

69. 试述火热内生的病理及临床表现。

答：火热内生的病理不外虚实两端，实火者，多源于阳气有余，或因邪郁化火，或因五志化火等，其病势急速，病程较短，多表现为壮热、面赤、口渴喜冷饮、小便黄赤、大便秘结，甚则狂躁、昏迷、舌红苔黄燥、脉洪等症。虚火多由于精亏血少，阴虚不能制阳，虚阳上亢所致。病势缓慢，病程较长，其临床主要特征为五心烦热、午后颧红、失眠盗汗、口燥咽干、眩晕、耳鸣、舌红少苔、脉细数等。

70. 火热病变的共同特点是什么？

答：共同特点有：热（发热，喜冷饮）、赤（面赤，目赤，舌红）、稠（分泌物和排泄物稠）、燥（口渴，咽干，便燥）、动（神情烦躁，脉数）。

71. 心火亢盛的主要病理变化如何？

答：主要表现为：火扰心神；血运异常；心火上炎或下移；热象显著。

72. 外感病与内伤病的虚实病机有何不同？

答：在内伤杂病中，凡属痰湿、水饮、瘀血、虫积、食积，以及气化亢进、气机郁滞者，均属实的病机，而凡属正气不足者，则均属虚的病机，即明确认定有邪为实，不足为虚。外感病则不尽然，其主要是根据人体正气的盛衰，以及正与邪抗争的反应程度来分析其虚实。凡属体质壮实，抗病力强，对邪气斗争呈亢奋性反应者，则属实；凡属正气不足，功能衰退，抗病力低下，对邪气无制而呈衰退性反应者，则不论其邪气之盛衰如何，均属正虚。

73. 病机表邪入里的含义是什么？

答：指外邪侵袭人体，首先停留于机体的肌肤卫表层次，而后则内传入里，影响脏腑功能的病理传变过程。

74. 病机里病出表的含义是什么？

答：指病邪原来在脏腑经络等在里的层次，而后由于正邪斗争，病邪由里透达于外的病理传变过程。

75. 简述经脉传变的具体规律。

答：①阴经阳经传变：即病变由阳经传入阴经，或由阴经传出阳经；②表里经脉传变：即在表里相合经脉之间的病位转移；③手足经脉传变：即在具有相互交接关系的手经与足经之间的病位传移。

76. 简述三焦传变的具体规律。

答：主要是上下相传，即病位由上而下传，或由下而上传。其具体的传变是"向上"还是"向下"传变，与感邪的性质密切相关。病变由上焦依次传入中焦、下焦的为顺传；若病邪由肺直接传入心包的为逆传。

77. 简述脏腑传变的具体规律。

答：具体表现在四个方面：①形脏内外传变：外邪通过形体内传于相合的脏腑。②脏与脏传变：即五脏之间的传变。具体可有"不间脏"传变和"间脏"传变。③脏与腑之间的传变：具有表里关系的脏腑之间的病位

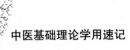

传变，或脏病及腑，或腑病及脏。④腑与腑传变：即六腑之间发生病位的传移变化。

78.寒热病性转化的一般规律是什么？

答：阳盛阴虚体质，易热化、燥化；阴盛阳虚体质，易寒化、湿化；受邪脏腑经络属阳者，多从阳而化热、化燥；受邪脏腑经络属阴者，多从阴而化寒、化湿；误治伤阳，则从寒化；误治伤阴，则从热化；外感病的寒热转化较为迅速，内伤病的寒热转化较为缓慢。

79.寒热转化对疾病预后有何意义？

答：临床上通过寒热之转化来观察人体阴阳的消长，预见某些病证的进退顺逆。一般说来，由寒化热，是阳长阴消，表示正气尚强，阴病出阳，于证为顺；由热转寒，为阴长阳消，正不胜邪，阳证转阴，于病为逆。

80.形成虚实错杂病机的原因有哪些？

答：①实性病变失治，病邪久留，损伤人体正气，形成邪实正虚的虚实错杂病变。②正气不足，无力驱邪外出，或本正虚又兼内生宿食积聚，水湿停蓄，或痰饮、瘀血等病理产物凝结阻滞于内，形成正虚邪实的虚实错杂病变。

81.简述内火的主要病理变化。

答：阳气过盛化火；邪郁化火；五志过极化火；阴

虚火旺。

【拓展记忆】

1. 谨候气宜，无失病机。(《素问·至真要大论》)

2. 谨守病机，各司其属，有者求之，无者求之，盛者责之，虚者责之，必先五胜，疏其血气，令其调达，而致和平，此之谓也。(《素问·至真要大论》)

3. 血气不和，百病乃变化而生。(《素问·调经论》)

4. 诸风掉眩，皆属于肝；诸寒收引，皆属于肾；诸气膹郁，皆属于肺；诸湿肿满，皆属于脾；诸热瞀瘛，皆属于火；诸痛痒疮，皆属于心；诸厥固泄，皆属于下；诸痿喘呕，皆属于上，诸禁鼓慄，如丧神守，皆属于火；诸痉项强，皆属于湿；诸逆冲上，皆属于火；诸胀腹大，皆属于热；诸躁狂越，皆属于火；诸暴强直，皆属于风；诸病有声，鼓之如鼓，皆属于热；诸病胕肿，疼酸惊骇，皆属于火；诸转反戾，水液混浊，皆属于热；诸病水液，澄澈清冷，皆属于寒；诸呕吐酸，暴注下迫，皆属于热。(《素问·至真要大论》)

5. 诸涩枯涸，干劲皴揭，皆属于燥。(《素问·玄

机原病式》)

6. 邪气盛则实，精气夺则虚。(《素问·通评虚实论》)

7. 阴不胜其阳，则脉流薄疾，并乃狂；阳不胜其阴，则五藏气争，九窍不通。(《素问·生气通天论》)

8. 阴胜则阳病，阳胜则阴病。阳胜则热，阴胜则寒。(《素问·阴阳应象大论》)

9. 阴胜则身寒，汗出，身常清，数栗而寒，寒则厥，厥则腹满死，能夏不能冬。(《素问·阴阳应象大论》)

10. 夫精者，身之本也。故藏于精者，春不病温。(《素问·金匮真言论》)

11. 肾者主水，受五藏六府之精而藏之，故五脏盛乃能泻(《素问·上古天真论》)。

12. 二八肾气盛，天癸至，精气溢泻，阴阳和，故能有子。(《素问·上古天真论》)

13. 精脱者，耳聋。(《灵枢·决气》)

14. 故上气不足，脑为之不满，耳为之苦鸣，头为之苦倾，目为之眩。(《灵枢·口问》)

15. 是故百病之始生也，必先于皮毛；邪中之则腠理开，开则入客于络脉；留而不去，传入于经；留而不去，传入于府。(《素问·皮部论》)

16. 肾移寒于脾，痈肿，少气。脾移寒于肝，痈肿，筋挛。(《素问·气厥论》)

17. 邪风之至，疾如风雨，故善治者治皮毛，其次治肌肤，其次治筋脉，其次治六腑，其次治五脏。治五脏者半死半生也。(《素问·阴阳应象大论》)

18. 夫邪之客于形也，必先舍于皮毛；留而不去，入舍于孙脉；留而不去，入舍于络脉；留而不去，入舍于经脉；内连五藏，散于肠胃，阴阳俱感，五藏乃伤。此邪之从皮毛而入，极于五藏之次也。如此，则治其经焉。今邪客于皮毛，入舍于孙络，留而不去，闭塞不通，不得入于经。(《素问·缪刺论》)

19. 五藏之久咳，乃移于六府。脾咳不已，则胃受之；胃咳之状，咳而呕，呕甚则长虫出。肝咳不已，则胆受之；胆咳之状，咳呕胆汁。肺咳不已，则大肠受之。(《素问·咳论》)

20. 皮毛者，肺之合也；皮毛先受邪气，邪气以从其合也。其寒饮食入胃，从肺脉上至于肺则肺寒，肺寒则外内合邪，因而客之，则为肺咳。(《素问·咳论》)

21. 五藏皆有合，病久而不去者，内舍于其合也。故骨痹不已，复感于邪，内舍于肾；筋痹不已，复感于邪，内舍于肝；脉痹不已，复感于邪，内舍于心；肌痹不已，复感于邪，内舍于脾；皮痹不已，复感于邪，内舍于肺。所谓痹者，各以其时重感于风寒湿之气也。
(《素问·痹论》)

22. 肺心有邪，其气留于两肘；肝有邪，其气留于两腋；脾有邪，其气留于两髀；肾有邪，其气留于两腘。(《灵枢·邪客》)

第九章
防治原则

【**知识要览**】

第一节　预　防

一、未病先防

（一）养生以增强正气：顺应自然、养性调神、护肾保精、体魄锻炼、调摄饮食，以及针灸、推拿、药物调养。

（二）防止病邪侵害：避其邪气；药物预防。

二、既病防变

（一）早期诊治：疾病的初期，病情多轻，正气未衰，病较易治。

（二）防止传变

1.阻截病传途径：伤寒病的太阳病阶段、温病的卫分证阶段是早期诊治关键。内伤杂病首在调气。

2.先安未受邪之地：根据不同病变的传变规律，实施预见性治疗，控制病理传变。

三、愈后防复

在疾病初愈、缓解或痊愈时，注意从整体上调理阴阳平衡，预防疾病复发及病情反复。

第二节　治　则

一、正治与反治

"逆者正治，从者反治"。

（一）正治：又称"逆治"。采用与疾病证候性质相反的方药以治疗的一种常用治则。包括：①寒者热之；②热者寒之；③实则泻之；④虚则补之。

（二）反治：又称"从治"。方药性质顺从病证的外在假象而治的一种治疗原则。包括：①热因热用；②寒因寒用；③塞因塞用；④通因通用。

二、治标与治本

中医强调治病求本。具体运用有缓则治本、急则治标、标本兼治，故有先后与缓急、单用或兼用的区别，是原则性与灵活性的有机结合。

三、扶正与祛邪

1. 把握以下原则：①攻补应用合理；②注意先后主次；③扶正不留邪，祛邪不伤正。

2. 具体运用如下：①单独运用；②同时运用；③先后运用。

四、调整阴阳

（一）损其有余：治热以寒；治寒以热。

（二）补其不足。

1. 阴阳互制之调补阴阳：

虚热证——滋阴以制阳（阳病治阴）；虚寒证——扶阳以制阴（阴病治阳）。

2. 阴阳互济之调补阴阳：阴中求阳；阳中求阴。

3. 阴阳并补。

4. 回阳救阴。

五、调理精气血津液

（一）调精：填精、固精、疏利精气。

（二）调气：补气；调理气机。

（三）调血：补血；调理血运。

（四）调津液：滋补津液；祛除水湿痰饮。

（五）调理精气血津液的关系：略。

六、三因制宜

1. 因时制宜。

2. 因地制宜。

3. 因人制宜。

七、调和脏腑

在治疗脏腑病变时，注意顺应脏腑的生理特性，调和脏腑气血阴阳，根据五行生克规律和脏腑相合关系调和脏腑之间的相互关系，使之重新恢复平衡状态。

【名词释义】

1. 养生：又称摄生、道生、保生等，即调摄保养生命之义。

2. 治则：指治疗疾病时所必须遵循的基本原则。

3. 治法：指在一定治则指导下制定的针对疾病证候的具体治疗大法及治疗方法。

4. 中医养生学：是在中医理论指导下，研究人类的生命规律，寻找增强生命活力和预防疾病的方法，同时探索衰老的机理，以及延缓衰老、延年益寿的原则与方法的系统理论。

5. 顺应自然：指人体的生理活动与自然界的变化规律相适应。

6. 早期诊治：是指在疾病发生的初期阶段，应力求做到早期诊断、早期治疗，把疾病消灭于萌芽状态，防止其深入传变或危变。

7. 治病求本：指在治疗疾病时，必须寻求出疾病的本质，并针对其本质进行治疗。

8. 正治：指逆疾病的临床表现性质而治的常用的治疗法则，即采用与疾病证候性质相反的方药进行治疗的一种治则。又称"逆治"。

9. 反治：指顺从疾病外在表现的假象性质而治的一种治疗原则，所采用的方药性质与疾病证候中假象的性质相同。又称"从治"。

10. 寒者热之：指寒性病证出现寒象，用温热性质的方药来治疗。属于正治法。

11. 热者寒之：指热性病证出现热象，用寒凉性质的方药来治疗。属于正治法。

12. 虚则补之：指虚损病证表现虚候，用补益功用的方药来治疗。属于正治法。

13. 实则泻之：指实性病证出现实象，用攻邪泻实的方药来治疗。属于正治法。

14. 寒因寒用：指用寒凉性质的药物治疗具有假寒征象的病证，又称以寒治寒。适用于真热假寒证。属于反治法。

15. 热因热用：指用温热性质药物治疗具有假热征象的病证，又称以热治热。适用于真寒假热证。属于反治法。

16. 通因通用：指用具有通利作用的药物治疗具有通泻症状的实证，又简称为以通治通。属于反治法。

17. 塞因塞用：指用补益作用的药物治疗具有闭塞不通症状的虚证，又简称为以补开塞。属于反治法。

18. 扶正：是扶助机体的正气，增强体质，提高机体抗邪、抗病及康复能力的一种治疗原则。

19. 祛邪：是祛除邪气，排除或削弱病邪侵袭和损害，抑制亢奋有余的病理反应。

20. 调整阴阳：系指纠正疾病过程中机体阴阳的偏盛偏衰，损其有余而补其不足，恢复和重建人体阴阳的相对平衡。

21. 因时制宜：指根据不同季节的天时气候特点，来制定适宜的治法与方药等的治疗原则。

22. 因地制宜：指根据不同的地域环境特点，来制定适宜的治法和方药等的治疗原则。

23. 因人制宜：指根据病人的年龄、性别、体质等不同特点，来制定适宜的治法与方药等的治疗原则。

【简要解答】

1. 预防与治则的关系如何？

答：二者都包含着防治疾病、增进人类健康、臻于长寿的理论与方法。预防包含着对疾病的有效预防活动；治则治法的确立和方药及其他治疗手段的实施，促进了疾病治愈和机体康复，有利于预防目标的实现。

2. 养生以增强正气主要体现在哪几个方面？

答：①顺应自然，起居有常；②养性调神：恬淡虚无，精神内守；③护肾保精，房事有节；④体魄锻炼：循序渐进，持之以恒；⑤调摄饮食：合理搭配，药膳保健；⑥针灸、推拿、药物调养。

3. 防止外邪侵害主要体现在哪几个方面？

答：其一是避其邪气，其二是药物预防两个方面。

4. 养性调神有哪几个方面？

答：一要注意避免来自内、外环境的不良刺激；二要提高自身心理调摄能力。

5. 药膳保健应掌握的要点是什么？

答：因时制宜，药食结合，辨证施膳。

6. 既病防变主要体现在哪两个方面？

答：一是早期诊治；二是防止传变。

7. 治则与治法有何区别与联系？

答：治则是治疗疾病必须遵循的基本原则。治法是在一定治则指导下，针对具体证候所制定的具体治疗方法。治法较具体，灵活多样。但治法总是从属于一定的治疗原则，治则与治法同样体现了根据不同性质的矛盾采用不同的方法去解决的法则。

8. 正治法与反治法有何异同？

答：相同点：两者都是针对其疾病的真象本质而治的法则。故原则上均属于"治病求本"的范畴。不同点：正治是逆其疾病征象而治；反治是从其疾病假象而治，故在方法上有逆从之分。

9. 为什么要治病求本？

答：因为疾病在发病过程中，其象（症状、体征等）表现得极为复杂，求本就是通过复杂的表现来探求疾病的本质，针对其本质治疗就解决了疾病的主要矛盾，其他矛盾亦会随之而解。

10. 试举例说明病证急重时，治疗中标本如何取舍。

答：病证急重时的标本取舍原则是标病急重，则当先治，急治其标。标急的情况多出现在疾病过程中出现的急重甚或危重症状，或卒病病情非常严重时。如病因明确的剧痛，可先缓急止痛，痛止再图其本。又如肝病已发展成臌胀，肝病为本，腹水为标，腹水证急，在病人诸多症状中，腹水的消退是病情能否好转的关键，故宜先化瘀利水，待腹水减退，病情稳定后，再治其肝病。

11.试举例说明病证缓和时，治疗中标本如何取舍。

答：病证缓和时，则先治其本。在病情缓和，病势迁延，暂无急重病的情况下，必须着眼于疾病本质的治疗。如痨病肺肾阴虚之咳嗽，肺肾阴虚是本，咳嗽是标，应先滋养肺肾以治本，本病得愈，咳嗽自消。

12.临床出现哪些症状时应运用先治其标的原则？

答：在疾病发展阶段中出现若干危重症状，如高热、剧烈呕吐、剧痛、大出血、尿闭、抽搐、喘促、昏迷、虚脱等，应先治其标。因为这些症状虽属标，但若不及时治疗或解救，就会使疾病迅速恶化，甚至危及生命，所以均应先治、急治。另外，在先病为本而后病为标的关系中，有时虽标病不危及，若不先治，将影响本病整个治疗方案的实施时，也当先治其标病。如心脏病病人，又患感冒，在治疗心脏病时，当先治疗感冒。

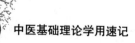

13. 扶正祛邪临床运用的原则是什么？

答：①虚证宜扶正，实证宜祛邪。②应根据邪正盛衰及其在疾病过程中矛盾斗争的地位，决定其运用方式先后与主次。③应注意扶正不留（助）邪，祛邪勿伤正。

14. 试列出扶正与祛邪治则指导下确定的常见治法。

答：扶正指导下确立的治疗方法有：益气、滋阴、养血、温阳以及脏腑补法等。祛邪治则指导下确立的治疗方法有：发汗、涌吐、攻下、清热、利湿、逐水、消导、祛痰、活血化瘀等。

15. 单独使用扶正或祛邪时，应注意什么？

答：应注意掌握补泻之缓峻、药量之轻重，以适合病情为度。因病重药轻，则不能胜病；药过病所，则可酿成"药害"致病。

16. 调整阴阳的治则有哪些？各适用于什么病证？

答：调整阴阳的治则有：损其有余，补其不足和损益兼用等。①损其有余，又称损其偏盛，适用于阴或阳一方偏盛有余，相对一方未虚的病证。②补其不足，适用于阴或阳偏衰不足的病证。阴阳互制之调补阴阳，阴阳互济之调补阴阳，阴阳并补，回阳救逆。另外，还有阴阳格拒的治疗亦属此例。

17.调整奇恒之腑阴阳气血失调的原则是什么？

答：奇恒之腑的病变，多从五脏论治。骨与髓之病多从肾论治；脑之病常从肾、脾或心论治；女子胞之病，多从肾、肝、脾和心论治；脉之病从十二经脉与奇经八脉论治；胆之病证根据其病机特点，采用不同方法调整：如胆腑湿热宜清热利湿通腑；胆气郁滞宜疏肝利胆；胆郁痰扰则宜清热化痰解郁等。

18.为什么说实则泻腑、虚则补脏？试举例说明。

答：由于脏腑的生理功能与特性不同。五脏主藏精气而不泻，以藏为贵。邪客于五脏，祛邪泻实，须经腑而去，邪方有去路。六腑主传化物而不藏，以通为用。如六腑病属虚证，则又不宜通泻，当着眼于补脏。另外，脏腑病情属性各有特点：外邪多病有余，故阳、热、实证常系于六腑；内伤多伤及脏而不足，故阴、寒、虚证多关乎五脏。例如：中焦脾胃阳热实证，常宜清胃泻胃；中焦脾胃虚寒，温补脾阳，则胃阳亦复；膀胱虚寒证，温补肾阳则虚寒自除。

19.为什么临床上强调三因制宜？

答：三因制宜即因时、因地、因人制宜的原则。由于天时气候因素，地域环境因素，患病个体的性别、年龄、体质、生活习惯等因素，对于疾病的发生、发展变化与转归都有着不同程度的影响，因而在治疗疾病时，应全面地看问题，把这些因素同疾病的病理变化结合起来具体分析，区别对待，从而制定出适宜的治法与方药等，用不同的方法去解决疾病过程中不同性质的矛盾，才能提高诊疗水平。因而，临床上强调三因制宜这一基本治则。

20. 举例说明三因制宜是如何指导临床治疗的。

答："用寒远寒，用热远热"便是因时制宜的体现；江南及两广一带，温暖潮湿，外感常用桑、菊、薄荷之类，西北地区，天寒地燥，外感常用麻黄、桂枝之类，这是因地制宜的体现；老弱幼，其用药量有异，妇女经带胎产尤应考虑，这是因人制宜的体现。

【拓展记忆】

1. 岐伯对曰：上古之人，其知道者，法于阴阳，和于术数，食饮有节，起居有常，不妄作劳，故能形与神俱，而尽终其天年，度百岁乃去。今时之人不然也，以酒为浆，以妄为常，醉以入房，以欲竭其精，以耗散其真，不知持满，不时御神，务快其心，逆于生乐，起居无节，故半百而衰也。(《素问·上古天真论》)

2. 夫上古圣人之教下也，皆谓之虚邪贼风，避之有时，恬惔虚无，真气从之，精神内守，病安从来。是以志闲而少欲，心安而不惧，形劳而不倦，气从以顺，各从其欲，皆得所愿。故美其食，任其服，乐其俗，高下不相慕，其民故曰朴。是以嗜欲不能劳其目，淫邪不能惑其心。愚智贤不肖，不惧于物，故合于道。所以能年皆度百岁而动作不衰者，以其德全不危也。(《素问·上古天真论》)

3.黄帝曰：余闻上古有真人者，提挈天地，把握阴阳，呼吸精气，独立守神，肌肉若一，故能寿敝天地，无有终时，此其道生。

中古之时，有至人者，淳德全道，和于阴阳，调于四时，去世离俗，积精全神，游行天地之间，视听八达之外，此盖益其寿命而强者也，亦归于真人。

其次有圣人者，处天地之和，从八风之理，适嗜欲于世俗之间，无恚嗔之心，行不欲离于世，被服章，举不欲观于俗，外不劳形于事，内无思想之患，以恬愉为务，以自得为功，形体不敝，精神不散，亦可以百数。

其次有贤人者，法则天地，象似日月，辨列星辰，逆从阴阳，分别四时，将从上古，合同于道，亦可使益寿而有极时。(《素问·上古天真论》)

4.春三月，此谓发陈。天地俱生，万物以荣；夜卧早起，广步于庭，被发缓形，以使志生；生而勿杀，予而勿夺，赏而勿罚，此春气之应，养生之道也。逆之则

伤肝，夏为寒变，奉长者少。

　　夏三月，此谓蕃秀。天地气交，万物华实；夜卧早起，无厌于日；使志无怒，使华英成秀，使气得泄，若所爱在外，此夏气之应，养长之道也。逆之则伤心，秋为痎疟，奉收者少；冬至重病。

　　秋三月，此谓容平。天气以急，地气以明，早卧早起，与鸡俱兴，使志安宁，以缓秋刑；收敛神气，使秋气平；无外其志，使肺气清，此秋气之应，养收之道也。逆之则伤肺，冬为飧泄，奉藏者少。

　　冬三月，此谓闭藏。水冰地坼，无扰乎阳；早卧晚起，必待日光；使志若伏若匿，若有私意，若已有得；去寒就温，无泄皮肤，使气亟夺，此冬气之应，养藏之道也。逆之则伤肾，春为痿厥，奉生者少。（《素问·四气调神大论》）

　　5. 夫四时阴阳者，万物之根本也。所以圣人春夏养阳，秋冬养阴，以从其根，故与万物沉浮于生长之门。逆其根，则伐其本，坏其真矣。故阴阳四时者，万物之终始也，死生之本也，逆之则灾害生，从之则苛疾不起，是谓得道。道者，圣人行之，愚者佩之。（《素问·四气调神大论》）

　　6. 是故圣人不治已病治未病，不治已乱治未乱，此之谓也。夫病已成而后药之，乱已成而后治之，譬

犹渴而穿井，斗而铸锥，不亦晚乎。(《素问·四气调神大论》)

7. 五谷为养，五果为助，五畜为益，五菜为充，气味合而服之，以补精益气。(《素问·藏气法时论》)

8. 故邪风之至，疾如风雨，故善治者治皮毛，其次治肌肤，其次治筋脉，其次治六府，其次治五藏。治五藏者，半死半生也。故天之邪气，感则害人五藏；水谷之寒热，感则害于六府；地之湿气，感则害皮肉筋脉。(《素问·阴阳应象大论》)

9. 故曰：病之始起也，可刺而已；其盛，可待衰而已。故因其轻而扬之，因其重而减之，因其衰而彰之。形不足者，温之以气；精不足者，补之以味。其高者，因而越之；其下者，引而竭之；中满者，泻之于内；其有邪者，渍形以为汗；其在皮者，汗而发之；其慓悍者，按而收之；其实者，散而泻之。审其阴阳，以别柔刚，阳病治阴，阴病治阳，定其血气，各守其乡。血实宜决之，气虚宜掣引之。(《素问·阴阳应象大论》)

10. 寒者热之，热者寒之，微者逆之，甚者从之，坚者削之，客者除之，劳者温之，结者散之，留者攻之，燥者濡之，急者缓之，散者收之，损者温之，逸者行之，惊者平之，上之下之，摩之浴之，薄之劫之，开之发之，适事为故。(《素问·至真要大论》)

11. 帝曰：何谓逆从？岐伯曰：逆者正治，从者反治。(《素问·至真要大论》)

12. 帝曰：反治何谓？岐伯曰：热因寒用，寒因热用，塞因塞用，通因通用。必伏其所主，而先其所因。其始则同，其终则异。可使破积，可使溃坚，可使气和，可使必已。帝曰：善。气调而得者何如？岐伯曰：逆之，从之，逆而从之，从而逆之，疏气令调，则其道也。(《素问·至真要大论》)

13. 帝曰：论言治寒以热，治热以寒，而方士不能废绳墨而更其道也。有病热者，寒之而热，有病寒者，热之而寒，二者皆在，新病复起，奈何治？岐伯曰：诸寒之而热者取之阴，热之而寒者取之阳，所谓求其属也。(《素问·至真要大论》)

14. 黄帝问曰：医之治病也，一病而治各不同，皆愈何也？岐伯对曰：地势使然也。故东方之域，天地之所始生也。鱼盐之地，海滨傍水，其民食鱼而嗜咸，皆安其处，美其食。鱼者使人热中，盐者胜血，故其民皆黑色疏理，其病皆为痈疡，其治宜砭石。故砭石者，亦从东方来。西方者，金玉之域，沙石之处，天地之所收引也。其民陵居而多风，水土刚强，其民不衣而褐荐，其民华食而脂肥。故邪不能伤其形体，其病生于内，其治宜毒药。故毒药者，亦从西方来。北方者，天地所闭藏之域也。其地高陵居，风寒冰冽，其民乐野处而乳食，藏寒生满病，其治宜灸焫。故灸焫者，亦从北方来。 南方者，天地之所长养，阳之所盛处也。其地下，水土弱，雾露之所聚也。其民嗜酸而食胕，故其民皆致理而赤色，其病挛痹，其治宜微针。故九针者，亦从南方来。中央者，其地平以湿，天地所以生万物也众。其民食杂而不劳，故其病多痿厥寒热，其治宜导引按蹻。故导引按蹻者，亦从中央出也。 故圣人杂合以治，各得其所宜。故治所以异而病皆愈者，得病之情，知治之大体也。(《素问·异法方宜论》)

15. 故曰：病之始起也，可刺而已，其盛，可待衰而已。故因其轻而扬之，因其重而减之，因其衰而彰之。形不足者，温之以气；精不足者，补之以味。其高者，因而越之；其下者，引而竭之；中满者，泻之于内；其有邪者，渍形以为汗；其在皮者，汗而发之；其慓悍者，按而收之；其实者，散而泻之。审其阴阳，以别柔刚。阳病治阴，阴病治阳，定其血气，各守其乡，血实宜决之，气虚宜掣引之。(《素问·阴阳应象大论》)

16. 岐伯曰：病有久新，方有大小，有毒无毒，固宜常制矣。大毒治病，十去其六，常毒治病，十去其七，小毒治病，十去其八，无毒治病，十去其九，谷肉果菜，食养尽之，无使过之，伤其正也。不尽，行复如法。(《素问·五常政大论》)